U0391416

蒋佩华————著

健康思维

打破
认知
壁垒

破
知
垒

国际文化出版公司
·北京·

图书在版编目（CIP）数据

健康思维：打破认知壁垒 / 蒋佩华著 . —— 北京：
国际文化出版公司，2022.10
ISBN 978-7-5125-1428-7

Ⅰ . ①健… Ⅱ . ①蒋… Ⅲ . ①保健－普及读物 Ⅳ .
① R161－49

中国版本图书馆 CIP 数据核字 (2022) 第 112185 号

健康思维：打破认知壁垒

作　　者	蒋佩华	
责任编辑	侯娟雅	
特约编辑	成海沛	
品质总监	张震宇	
出版发行	国际文化出版公司	
经　　销	全国新华书店	
印　　刷	文畅阁印刷有限公司	
开　　本	880 毫米 ×1230 毫米	32 开
	6.25 印张	115 千字
版　　次	2022 年 10 月第 1 版	
	2022 年 10 月第 1 次印刷	
书　　号	ISBN 978-7-5125-1428-7	
定　　价	98.00 元	

国际文化出版公司
北京朝阳区东土城路乙 9 号　　　　　邮编：100013
总编室：　(010) 64270995　　　　　传真：(010) 64270995
销售热线：(010) 64271187
传真：(010) 64271187-800
E-mail：icpc@95777.sina.net

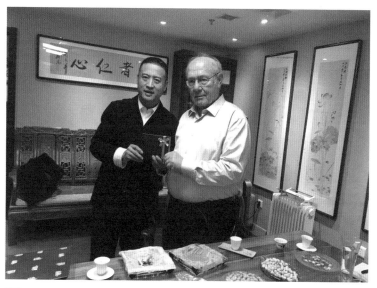

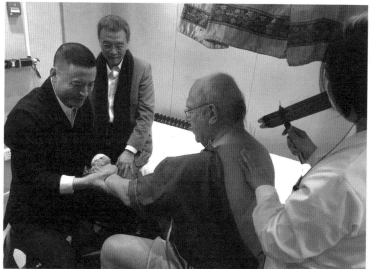

2018年，患有帕金森病25年之久的以色列友人佛兰克，一直以来因手部颤抖而无法拿住任何东西。直到找到蒋佩华老师，调理后就可以非常平稳地端起桌上的茶杯，他惊呼："太神奇了！"

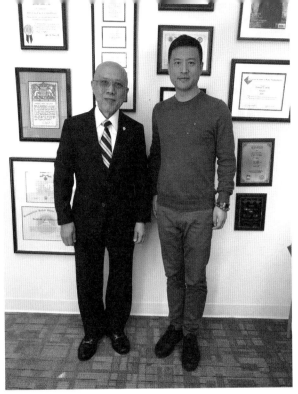

2018 年，美国友人莫天成，多年来备受双膝严重劳损的折磨，难以行走，最终被蒋佩华老师治愈。

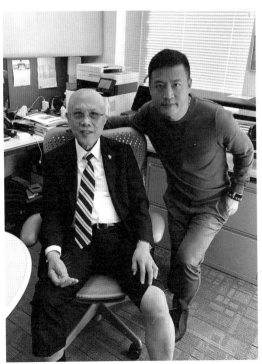

健康是人民最关心的事，也是最重大的事，党和国家高度重视人民健康。当前，我国医疗卫生事业取得长足进步，人民群众的获得感、幸福感、安全感都有了显著提升。

古往今来，健康一直是人民群众所向往的，但对健康的认识和对疾病的治疗存在很多争议。在世界卫生组织（WHO）的定义中，健康包括躯体、心理、社会适应良好和道德等方面的健康。也就是说，健康不仅指人的身体无疾病、有较好的活动能力和劳动能力、人体各系统的功能协同良好，同时，还应包括心理上的健康，以及良好的社会适应性和道德水平。相信符合这个健康定义的绝对健康的人是少数的，大部分人是处于相对健康状态，即亚健康状态。亚健康状态长时间得不到改善，就会变成疾病。人体就像一辆常驶在崎岖山路上的汽车，如果不好好保养，就容易损坏，以致跑不起来。汽车要日常维修保养，人体也一样，需要呵护、关注。人体的疾病演变过程，即细胞代谢异常→器官结构、功能改变→器质性病变。人需要对自己进行日常监测评估，发现问题要及时干预，这样，才能做到少生病，不生大病。

生了病，多数人都愿意找好医院，因为好医院有好医生，能治好病。当下，有两种主流医学为我们的健康保驾护航。一种是西医。世界"四大医学"包含预防医学、临床医学、康复医学和保健医学，其中预防医学和康复医学仍很落后。所以，强化发展预防医学、康复医学才能更好地为人民群众健康保驾护航。另一种是中医学。中医学在我国有几千年的发展历史，有着极其丰富的健康养生理论和实践经验，在治未病、重大疾病治疗及疾病康复方面有独特的治疗体系，强调整体观点、辨证论治。中医学是中华文明的瑰宝，凝聚着博大的智慧。

本书作者提倡融合思维，传承并创新中医理论体系，发展融合医学，将营养学、运动学（包括传统功法）和心理辅助治疗等整合在一起，应用于救死扶伤，符合健康科学。

本书列举了部分疑难疾病的治疗过程，展现了作者在治疗疾病时，既懂得生命运行的规律，又能把握生命运行的全局，治病不致病、救命不害命的高超医术和高尚情操。

我非常欣赏作者的治病理念和思维。人体像个小宇宙，有自己的运行规律，同时，也与周边各种环境要素密切联系，如内外协调不好，就会生病。所以，治疗疾病，医生必须从人体生命运动规律的全局出发，才能有的放矢，有计划、有步骤地治疗疾病和康复身体，更好地为人民群众的健康生活与工作服务。

医学科技飞速发展，借助科学、快速、绿色的健康监测，确定亚健康、慢性病的发展阶段，在早期进行养生和医疗干预，就可以不生病、少生病和不生大病，即使生病也能做到早发现、早治疗。

希望大家通过这本书，打破健康认知壁垒，重塑健康思维，管住嘴、迈开腿，少发脾气，保持良好健康的饮食和生活习惯，适量运动，健康生活每一天！

真心祝贺《健康思维：打破认知壁垒》一书出版，造福人民群众！

2022 年 6 月

郑燕康，清华大学教授、博士生导师，曾任清华大学副校长、校务委员会副主任；现任清华大学体育与健康科学研究中心学术委员会主任；曾获国家技术发明二等奖、国家教学改革一等奖等。社会职务有：科技部 863 新材料领域专家委员会副主任，教育部高校设置专家咨询评审委员会副主任，中国大学生体育协会副主席，中国大学生体育协会田径分会主席等。

最近几年，身边喜欢中医的年轻朋友也多了起来，一种以传统医学和养生哲学为依托的生活方式在各个圈层逐渐流行起来。2020 年，一场全球性的新冠肺炎疫情，中医在捍卫人类健康的战场上与西医并肩作战，战功赫赫，让全世界重新认识了我们博大精深的中医文化。我作为老一辈中医人，和所有中医从业者一样，感到由衷的激动和自豪。这一次，中医学终于站在医疗战场最前线，贡献出了它的力量，也证明了它的价值与伟大。

我并不是一个纯粹的中医人，但我和中医有着很深的渊源。

1961 年，我从上海第二医科大学医疗系毕业，分配到上海第一人民医院后，有幸成为乐文照教授（美国哈佛大学医学院博士，精通西医，对心血管、消化道、内分泌代谢、肾脏病具有丰富的临床经验）的助手，受益匪浅。然而，这一切更加激发了我对中医学的浓厚兴趣，我经常会思索，西医看病需要借助测血压、心电图、化验等手段，而中医只需要望、闻、问、切，短短几分钟就能诊断疾病，这能不令人感到神奇吗？

1971 年，我成为一名保健医，并师从著名中医学者祝谌予先生，前后为三位老首长做过保健医。几十年的工作实践，令西医科班出身的我，对中医文化的伟大由衷赞叹，深深热爱。

2008 年，我提出了一句口号——"将中医进行到底"，也出版了同名图书，它代表了我个人的志向与心愿，也期望鼓舞和激励所有正在研学和实践中的中医人，不断努力，将中医学发扬光大。非常可喜，今天，我看到了一位优秀的晚辈——蒋佩华（以下称呼为佩华），他希望我为他的新书《健康思维：打破认知壁垒》提点儿建议。我阅读之后不禁赞许后生可畏。我看到了新一代中医人的传承与创新、进取与超越。中医复兴，人才辈出，看来已在路上。

融合思维，是一种开放的视角，认同中医西医同样伟大，是我们认知人体和获得健康的不同思路和方法。我曾说过："西医是一门科学，中医是一门哲学。学好中医需要悟性，因为中医是一门艺术；学好中医需要智慧，因为中医是一门哲学；学好中医同样需要阅历，因为中医是一种人生积淀。

佩华在书中首次提出了"疾病认知的五维模型",从西医学范畴对疾病的认知、外在因素对身体的影响、中医学范畴对疾病的认知、情志对身体的影响及高维能量对身体的影响这五个层面来分析疾病产生的原因,并给出对应的建议和方法,为人们判断疾病和预防疾病提供了清晰的思路。

另外,佩华很强调重视人体的气机升降平衡,认为大多数疾病是由于五脏六腑气机失衡而引起的。人体气机升降是古人的智慧,但老百姓不一定了解。佩华通过通俗的语言、形象的比喻和真实的案例,不仅介绍了中医学的气机升降原理,还创新性地提出了"人体新气机升降理论",首次将大脑和脊柱归入人体五脏六腑的气机升降模型中,分析相互之间协调、制约、升降的规律,在传承的基础上有了补充与升华,这部分的创新和思考非常有意义,让我也深受启发。

中医学是中华传统文化的瑰宝,希望有更多关注健康的人们能够尽快看到这本《健康思维:打破认知壁垒》,并从书中获益,不仅学到方法,更学到如何用更开放的思维去发现疾病背后的原因,从源头防病,从源头改变,让生活更从容,更圆满。

所谓"活到老,学到老",虽然今年我已 88 岁,但精神尚可,有时还会出诊,我很愿意与爱思考的青年晚辈一起探讨中医学，一起用毕生所学服务大众，惠及他人，将中医学的精髓发扬光大，将中医进行到底！佩华，继续加油！

是为推荐序！

胡维勤

2022 年 5 月

胡维勤，男，生于 1934 年，浙江金华人，毕业于上海第二医科大学。著名医学科学家，中央警卫局中南海门诊部（后更名为中国人民解放军总参警卫局保健处）保健专家，主任医师（正师级），教授。代表论著有《老年心血管病》《心血管药用指南》《保健学词典》等。胡教授擅长老年病、疑难杂症（如糖尿病、高血压、心脑血管病、慢性肝病、胃病、老年性慢性支气管炎等）的治疗与康复。他先后为多位国家领导做过保健医生，积累了丰富的保健经验。他被国务院评为"有突出贡献的医学科学家"，享受政府特殊津贴。

　　《健康思维：打破认知壁垒》是一本关于人体健康认知的著作，作者跳出中西医文化之壁垒，启发我们站在更高的层面，更具全局观地对疾病与健康进行重新认知与深入思考。

　　医学既有自然科学的属性，也有社会科学的属性，忽视任何一方面，都会阻碍医学的创新与发展。中医学在中国延绵传承数千年，根植于阴阳五行、天人合一的中国传统哲学，与浩瀚的中华经典文化不可分割，如同一位智慧的老人，见证着中华民族的过去、现在和将来。然而，随着工业社会的发展，全球经济一体化，西方文化的传播，西医学的普及与影响使中医学的传承与发展逐渐面临自我否定、文化断代的窘境。人们不知不觉会按西医的价值标准来评判和衡量中医学，抨击和诟病其无标准、不可量化、见效慢，中医学甚至一度险些被废止，中西医的争论几近让彼此走上了水火不相容、相互诋毁的对抗之路。

　　好在，事实胜于雄辩。从"非典型性肺炎疫情"到新冠肺炎疫情，中医药在抗疫中都发挥了重大作用，功不可没。在此次抗击新冠肺炎疫情的过程中，我国中西医"双剑合璧"克敌制胜的医案比比皆是。2020 年 3 月 23 日，国新办发布会上公布了一组数据，全国新冠肺炎确诊病例中有 74,187 人使用了中医药，占 91.5%，其中湖北省有 61,449 人使用了中医药，占 90.6%，中医药总有效率达 90% 以上。张伯礼院士在武汉接受《人民日报》新媒体专访时说了这样一段话："在这场战'疫'中，中医和西医是非常和谐的……医疗队里的中医西医不分你我，谁有办法谁上，能够挽救病人的生命，这才是我们共同的目的。""我想提醒的是，疫情过后也别遗忘了中医药，还是要继续推进中医药事业的发展。"这正是一次教科书式的经典案例，引发我们去思考：医学的探索不只有一条道路，不是非此即彼、非黑即白。不同的思维带来不同的方法，不同的方法可以共同帮助医者优化治疗方案。为患者减轻病痛、实现康复才是医学存在与发展的真正价值。

今天，很高兴读到这本《健康思维：打破认知壁垒》，作者在评价中西医的关系上，理性地指出中、西医对人类疾病在不同思考维度和应对方法上的贡献。同时，他提出"疾病认知的五维模型"，为人们对疾病的认知打开了一扇新窗，并给读者提供了一套简单有效的自我调理的方法。《健康思维：打破认知壁垒》可以说为中西医融合提供了非常具有建设性的思路，为医学的传承和发展教育提供了良好的参考。在此，我要为我们年轻的中医传承创新者点赞，也预祝有一天这部作品能走向世界，造福更多人。

2022 年 6 月

郑守曾，北京中医药大学原校长、研究员，中华中医药学会原副会长，全国中医药高教学会副会长，全国大学生体育协会传统体育分会理事长。

目录

第一章

融合医学
——打破疾病的认知壁垒

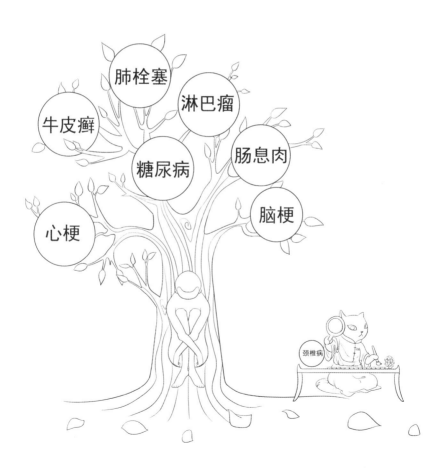

肺栓塞

淋巴瘤

牛皮癣

糖尿病

肠息肉

心梗

脑梗

颈椎病

我们看待这个世界的方式，决定了我们此生将如何度过。

我们对待这个世界的方式，决定着我们的健康状态。

2020年，新冠肺炎疫情席卷全球，重创人类健康。其传播力之强、破坏力之大，让每个人谈"冠"色变。时至今日，全球经济下滑速度未减。更让人难过的是，数以百万的人们因此失去了健康和家人，生活完全偏离了轨道。

幸运的是，在我国政府和全国人民的共同努力下，国内抗疫已取得阶段性胜利，社会经济和人民生活也逐渐恢复正常。然而海外的疫情防控却不容乐观。

生命健康，与每个人休戚相关。有关生命的思考，也成为一个公共话题。2020年全球新冠肺炎战"疫"仿佛就是一堂生动的生命哲学课，让人们更多地去思考该如何预防和战胜疾病。

在新冠肺炎病毒面前，大到国家，小到个人，其应对的态度和方法都千差万别。英、德等国直接选择了群体免疫，印尼卫生部倡导虔诚的祈祷，印度不把病毒放在眼里……疫情快速蔓延全球。我国则一直本着公开、透明、负责任的态度，及时发布疫情信息，分享防治经验，推进国际合作。在全国各地的医疗战线上，中西医结合，对疫情防控起到了积极作用，尤其是在助力"四早"①、减少"转重"②，在帮助康复方面，中医药配合针刺、艾灸、八段锦、穴位贴敷、拔罐等非药物疗法，发挥了重要作用，功不可没。

中医学强调生命的和谐和天人合一的整体观。"辨证施治"是东方智慧的精髓所在。人体是一个"小宇宙"，宇宙是一个"大人体"，健康不是割裂的单个器官的健康，而是身心的和谐，这与世界卫生组织对健康的定义不谋而合。

关于引发疾病的原因，大家常常会听到不同的分析思路。比如老年人关节出现问题，西医学可能会定性为退行性病变，而中医学可能会阐释为：肝主筋，肾主骨生髓，需要肝肾同调。思路不同，方法也就不同，人们又该如何选择呢？

在回答这些问题前，想跟大家分享笔者对于疾病和生命的一些认知。在笔者看来，西医学和中医学同样的伟大，它们对人类健康的贡献都功不可没。人们信赖医学，依托医学，但不能完全依靠医生。笔者在此书中，通过"疾病认知的五维模型"，揭开疾病的神秘面纱。学会并运用好这套思维模式，

---

① 四早：早发现、早报告、早隔离、早治疗。

② 减少"转重"：减缓、阻止重症转危，降低病亡率。

能让人们面对疾病做出正确的选择和行动，让大家少生病、不生病，面对疾病不再恐慌。

疾病认知的五维模型

思维模式的维度不同，决定了治疗方案的不同。以下五个维度都关乎生命健康。第一维度：西医学范畴对疾病的认知；第二维度：外在因素对身体的影响；第三维度：中医学范畴对疾病的认知；第四维度：情志对身体的影响；第五维度：高维能量对身体的影响。

了解了五维模型，人们就可以根据自身情况来选择适合自己的治疗方案。下面从这五个维度来详细理解"疾病认识的五维模型"的具体内容。

第一维度：西医学范畴对疾病的认知。

西医学建立在解剖学、细胞学等学科基础上，通过声、光、电等仪器，对身体进行检测，然后根据理化指标对症治疗，很多疾病通过这样的治疗能迅速见效，但也有很多疾病西医学不能完全解决。

第二维度：外在因素对身体的影响。

外在因素对身体的影响，主要指人们的生活习惯、饮食习惯以及运动习惯对身体所产生的影响。

比如这次新冠肺炎疫情期间，有朋友给笔者打电话说自己的高血压不用吃药就控制住了。他是怎么做到的呢？因为疫情期间他在家隔离，不能喝大酒，也能正常睡觉了，每天偶尔还能在家做运动。饮食习惯、生活习惯和运动习惯都有所调整，所以他的高血压得到了有效控制。后来问他怎样了，他说血压又高了。因为疫情缓解，他又开始出去应酬喝大酒（不良的饮食习惯），熬夜（不良的生活习惯），也不运动了（不良的运动习惯）。这就是很典型的外在因素影响身体健康的案例。

但是，如果前面提到的两个维度都调整了，还是效果不佳，就需要看看第三维度了。

第三维度：中医学范畴对疾病的认知。

辨证施治，包括辨证和施治两个过程，是中医学认识疾病和治疗疾病的基本原则，是中医学对疾病的一种特殊的研究和处理方法。

"辨证"，就是指医生通过望、闻、问、切四诊手段诊察病情，以及运用阴、阳、表、里、寒、热、虚、实八个纲领对病情进行归纳分析和辨别，辨清疾病的成因、性质、部位，以及邪正之间的关系，概括、判断为某种性质的证。"施治"，即根据辨证的结果，确定相应的治疗方法。比如原发性高血压，中医医生通过辨证认为是肝肾两虚而致，于是调理肝肾，高血压的症状便得到缓解。

如果一到三维都调整了，效果还是不明显，那么就需要到第四维度去分析了。

第四维度：情志对身体的影响。

情志是脏腑功能外化的表现。《黄帝内经》认为怒、恐、喜、忧、思为五志，五志是五脏所藏之精化气产生，而五脏对应五行，总结出喜归心属火、忧归肺属金、怒归肝属木、思归脾属土、恐归肾属水的规律。七情在医家著述中最早出现于《三因极一病证方论》，在五志基础上多了悲和惊。

情志是机体的精神状态，是人体对客观外界事物和现象所做出的七种不同的情志反映。情志活动的产生与表达由内而外，由五脏之精产生变现于肢体之间，体内情志变化会带来各种情绪变化，情志受损，病证随之而发。情志与情绪的概念和内涵有很多共同之处，但情志并不等于情绪，情志除了包括七情五志外，也包含认知、意志的心理过程，还涵盖了部分现代心理学的情绪，这里不展开阐述。

正常的情志状态，有利于身体机能的协调。过度的情志刺激，则促使很多疾病的发生发展。情志致病的条件就是过于强烈的情志刺激导致阴阳不调的状态。过于反常的情志刺激引起机体内气机的变化过于强烈，或者引起气机变化的时间较长，从而打破原有脏腑功能之间的协调平衡，以至于气血损伤，造成气血阴阳亏虚的症状。

五脏六腑除了日常的运行，还要承受过度情志突然、长期及反复的刺激，这些压力如果没有及时疏解，便会影响机体的健康。那么如何有效地疏解这些负面能量对身体的影响呢？应树立乐观、积极向上的生活态度，保持良好的心情，避免给五脏六腑带来过度的负担。

因此，保持情绪、心态的平和对健康至关重要。当情志调整好的时候，身体的改变会是迅速的。一至四维度调整到最佳，身体就会呈现出一个良好的状态。如果第四维度无法自我改变时，可以在第五维度找解决方法。

第五维度：高维能量对身体的影响。

第五维度也称为高维度能量。这个维度，不同国家、不同信仰的人们对它有不同的理解。正向的高维能量，西方世界称之为"信、望、爱"，东方智慧称之为"和、善、德、道"，古印度称之为"善因、善业"。

西方世界认为"爱"是宇宙最高的能量，由此构成完整、正直、丰富、圆满的人生。而东方智慧以"和"为宇宙万物的最高相处之道，强调天人合一，和平、和睦、和谐。"和"与"善、德、道"并举，是东方文化中应对第五维度问题的智慧和遵循法则。而在古印度，提升高维能量的方法是修习"六度"：布施、持戒、忍辱、精进、禅定、般若。

其实无论是哪一种文化、哪一种方法，遵循其规则，都能让人产生一种高维振频，调整其能量状态，进而从高维解决第四维度的问题。

从以上五个维度来调理疾病，大部分疾病都能找到应对的治疗方法。笔者希望用融合的思维突破大众对生命认知的

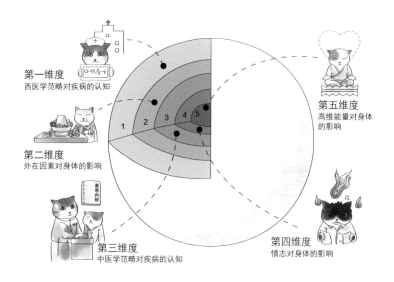

第一维度
西医学范畴对疾病的认知

第二维度
外在因素对身体的影响

第三维度
中医学范畴对疾病的认知

第四维度
情志对身体的影响

第五维度
高维能量对身体
的影响

1　2　3　4　5

局限，建立一套正确的生命观和思维模式，造福大众。让人
们少生病、不生病，即使生病了也不再恐慌，能迅速对照疾
病认知的五维模型，找到致病原因，加以改变，超越病痛，
重获健康！

第二章

人体新气机升降

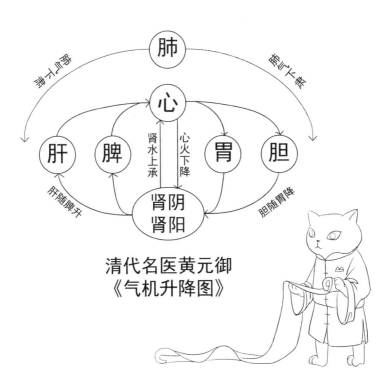

清代名医黄元御
《气机升降图》

地球因自转出现了黑夜和白天，黑白交替，轮转不休；地球绕太阳一周形成四季，每年如此，便有四季更替。人体之气也在不停循环，称为气机升降。

气机升降理论源于《黄帝内经》，清代名医黄元御在"阴阳变化""五行相克"和"一气周流"的理论指导下，绘制出人体的气机升降模型图。他认为，上心下肾，左肝右肺，中间为脾胃；以脾胃为中心，上下左右构成一个圆，此圆的运动模式是左边升，右边降。如此轮转顺畅，则是一个健康的人；如果圆圈转动偏颇，则气机失常而为病；如圆圈不转，则气机不动而人亡。

本书提出融合医学，是从多维度、多视角来认知人类生命健康的思维模式，它主要由三个核心版块构成：第一版块"疾病认知的五维模型"，让大家对疾病的成因有更全面的认知；第二版块是"人体新气机升降"理论，它揭示了现在很多慢性病久治不愈的背后真相，并呈现出更全面的思考方式；第三版块依据全息理论，结合笔者在临床中的新思路，借助更便捷、更有效的方法来进行自我调理，从而达到少生病、不生病的理想状态。

现代解剖学的发展使我们更清晰地认识到，人体除了五脏六腑还有许多同样重要的器官，如大脑、小脑、脑垂体、脊柱、甲状腺、胰腺、肾上腺等。中医学没有明确将它们纳入研讨范畴，这会使人们对疾病的认知不够全面。根据多年研究和临床实践，笔者认为人体气机升降除了五脏六腑的参与，还要把大脑、脊柱、胰腺等重要器官纳入进来，认识更广范围的气机循环及"人体新气机升降"模型。

若把人体器官进行分类，我们会发现：它们一类是实心的，一类是空心的。主气机上升的大多是密闭实心的，自下而上依次有：肾脏、肝脏—胰腺—脾脏（三者同维）、心脏、大脑。而主气机下降的大多是腔体空心的，自上而下依次有：鼻腔、

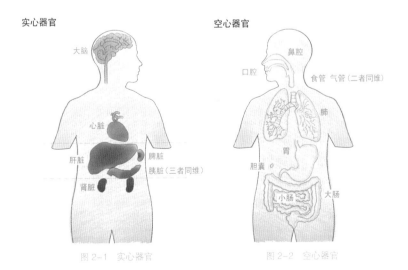

图 2-1 实心器官　　　　　图 2-2 空心器官

口腔、食管—气管（二者同维）、肺、胃、胆囊、小肠、大肠等。

"人体新气机升降"理论的运行轨迹为：由人体双肾迸发的原力（即无形之气）借由脊柱进入肝脏—胰腺—脾脏（三者同维），再沿脊柱输送给心脏，最后由心脏通过脊柱传至大脑，完成上升的过程——此为上升气机；而后，通过大脑沿着身体中线再进入下降通道，这股下降的气机由大脑出发，结合呼吸（即有形之气）沿鼻腔、口腔、食管—气管（二者同维）、肺、胃、胆囊、小肠、大肠一路下行，完成肃降的过程——此为下降气机。

"人体新气机升降"理论中，有五个要点：第一，大脑统领身体脏器，为各个脏器赋能。第二，上升的气机由三级动能构成，一级动能是肾，二级动能为肝脏、胰腺、脾脏，三级动能为心脏。它们共同协作，将人体无形之气供给至大脑。如果前一级脏器动能出了问题，就会直接影响后面脏器的动能运行；反之，后一级脏器动能出了问题，也会波及前面的脏器。气机上升通道中最重要的是一级动能肾脏，它直接为肝脏、胰腺、脾脏、心脏、大脑提供源动力。若肾脏动力不足，会制约二级动能和三级动能脏器的效力。因此，肝脏、胰腺、脾脏、心脏、大脑出现健康状况，首先应该考虑调理肾脏。同时，肝脏、胰腺、脾脏、心脏、大脑等脏器出了问题也会祸及肾脏的功能，使整个上升通道的动能受到影响，并会影响气机下降的动能。第三，负责下降的核心要素是大肠，大肠仿佛

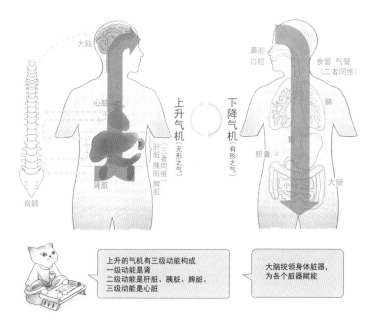

图2-3 "人体新气机升降"理论示意图

是一栋很多楼层大厦的一楼下水道,如果一楼下水道(大肠)堵塞了,气机下降通道动能有恙,那么整个大厦的下水系统(鼻腔、口腔、食管、气管、肺、胃、胆囊、小肠)都会受到影响,表现为不健康状态。要想彻底解决鼻腔、口腔、食管、气管、肺、胃、胆囊、小肠的问题,必须从根儿上(大肠)下手调理。解决了肾脏和大肠的问题,大部分脏器问题将会迎刃而解。第四,下降气机,是通过无形之气参与推动有形之气,来完成人体气机的循环。第五,气机上升中还有一个要素是脊柱,它作为能量传导的重要通道,参与整个气机上升之中。脊柱是人体能量运行的重要上升通道。

简言之,"人体新气机升降"理论,是在脊柱的参与下,完成人体气机升降循环。阳升阴降,才能周体调和、心神得安,否则将影响身体健康。试想,我们要烧开一壶水,如果火炉下方的通风口堵塞,热能就无法与外部空气充分循环,氧气不足,从而导致火苗不旺甚至熄灭,如此一来,壶里的水还能烧开吗? 因此,笔者特别强调,中医学对疾病的认知是整体观念和辨证论治,一种疾病不是单一脏器问题,而是与整个系统有关。

"人体新气机升降"理论是融合医学理论的精髓之一。通过理解和应用这一理论,我们能发现现在很多慢性病"治"不好的真实原因,从而在面对疾病时更从容,也能选择更好的调理思路,最终拥有一个健康的身体。

第三章

阴阳、五行与人体全息

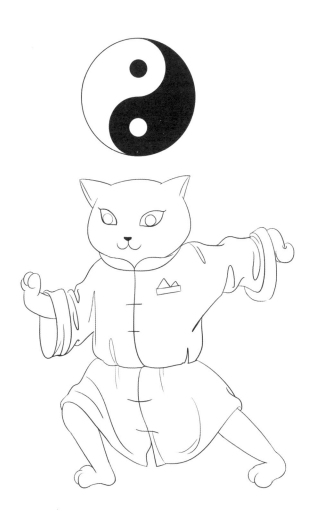

阴阳理论是简朴而博大的中国古代哲学，是中国古代文明中对蕴藏在自然规律背后的、推动自然规律发展变化的根本因素的描述，是各种事物孕育、发展、成熟、衰退直至消亡的原动力。简而言之，阴阳是一个事物的两个面，是万事万物不断变化、对立统一、互相转化，且永不停歇的运动过程。

在地球与太阳的相对运动中，地球围绕太阳公转，此时太阳为"阳"，地球为"阴"；而在地球与月亮的相对运动中，月亮围绕地球公转，此时地球为"阳"，月亮为"阴"。地球运动中这两种相对运动统一存在，可谓阳中有阴，阴中有阳，不可分割。

古人认为世间的万事万物都包含阴阳的特性。比如天是阳，地是阴；日是阳，月是阴。不仅如此，在科技快速发展的今天，计算机使用的也是二进制语言，主要靠两个数字 0 和 1 的不断组合来运行，这其实也符合古人总结的阴阳法则，0 代表阴，1 代表阳。阳极生阴，阴极生阳，不断排列组合、再组合，便可以示意生活中的所有数字、事物，

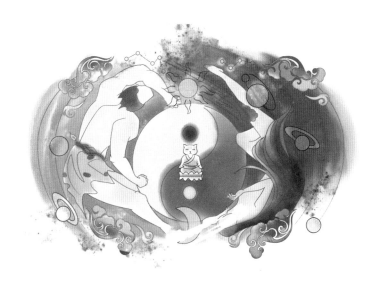

图 3-1 阴阳变化无时无刻不在进行

且可进行推演。

《黄帝内经·素问·阴阳应象大论》有云："谓阴阳者，天地之道也，万物之纲纪，变化之父母，生杀之本始，神明之府也。"人分为神和形两大部分，形为神之宅，神为形之主，从阴阳相对论来说，可认为形属阴、神属阳，但形和神又各分有阴阳。因此，阴阳不是绝对的、不可变的，而是相对的、可变的，关键看怎么来定义它。比如中医学认为六腑属阳，五脏属阴，可见心脏属阴，但心为君主之官，在五脏中起统帅作用，从这个特性看，心脏应当属阳；再如古人认为太阳属阳，但如果将太阳相对于整个宇宙而言，它又极为渺小，如此看太阳又属阴。可见，阴和阳是相对于参照物而言的，当参照物发生变化时，阴阳就发生了变化。

有了正确的阴阳观，还需要了解五行在人体健康方面的影响。五行是中国古代哲学的一种系统观，它包含阴阳演变过程的五种基本状态，同时也遵循一套万物发展的生克规则。比如金（代表敛聚）、木（代表生长）、水（代表浸润）、火（代表破灭）、土（代表融合）。因此，具有清洁、肃降、收敛等作用或者性质的事物，均归属金；具有生长、升发、调达、舒畅等作用或者性质的事物，均归属木；具有寒凉、滋润、向下运行作用或者性质的事物，均归属水；具有温热、升腾作用或者性质的事物，均归属火；具有承载、生化、受纳作用或者性质的事物，均归属土。

《黄帝内经》中将五行应用于医学，形成了中医学的五行学说。人体的脏腑也与五行对应：肝属木，心属火，脾属土，肺属金，肾属水。同时，脏腑也遵循五行的生克规律，相生的循环是：金生水、水生木、木生火、火生土、土生金；相克的循环是：金克木、木克土、土克水、水克火、火克金。人体的健康就是要在这种不断相生相克的运动中，保持彼此间的协调和平衡。正因为阴阳、五行始终处于动态的变化中，中医学在判断和调理疾病时首先强调因人、因地、因时而异。

掌握了正确的阴阳观和五行相生相克的原理，大家还必

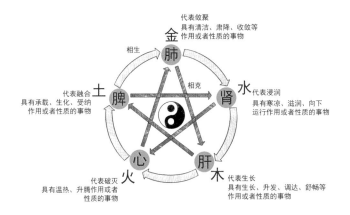

图 3-2　五行相生相克图

须学习一套简单高效的具体方法——人体全息，来解决人体的健康问题。全息医学的推动者张颖清教授认为，每个生物体的每一个具有生命功能又相对独立的局部（又称全息元），包括了整体的全部信息。全息元在一定程度上可以说是整体的缩影。如人体上肢肱骨（上臂骨）、前臂骨、五块掌骨和下肢的股骨、小腿骨等都是全息元，都是人体的缩影。

在临床中，人体无处不全息，关键在于如何定义。有句针灸的歌诀叫"公孙内关胃心胸"，是说胃病、心脏病以及胸闷、气喘、咳嗽等问题都可以用公孙穴和内关穴治疗。这是为什么呢？古人的智慧认为公孙穴在脾经，内关穴在心包经，对应的正好是脾胃和心脏，能解决脾胃和心脏的问题。那有人会问，内关穴在心包经上，它能治疗心脏病好理解，但为什么针灸它也能治疗胃病呢？这里古人运用了全息的思维：把手握拳，如果将拳头看作是人体的头部，小臂看作是人体的躯干，那么手腕就是人体的脖子，内关穴恰好在人体心脏的位置（可以调理心脏问题），而胃在心脏的附近，这个穴位同样对周围的脏器也会起作用，所以也能调理胃病。

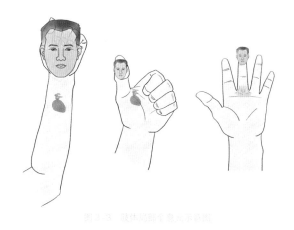

图3-3　肢体局部全息对位对应

再比如，《四总穴歌》记载"面口合谷收"，提示了合谷穴在治疗面颊、口腔、牙齿部位的病证方面有特殊作用，为什么呢？还是用全息的思维，将手握成拳头，如果这个拳头代表一个人的脑袋，那么合谷穴恰好是面部的位置，有关牙齿、口腔、面颊的问题找它就对了。

如果将左手大拇指指肚看作人体的头部，手掌鱼际右上部为心脏区域，心脏方面的问题可以多多关注此部位的调理；如果将中指指肚定为人体的头部，中指指根两侧为肩颈区域，调理此处对肩颈系统疾病会有很大帮助。

可见，人体无处不全息，并不是完全照本宣科地找穴位，或者按照同一种全息定位来治疗，这中间变化之多往往和施术者对全息的思考和定位有关，这也就是为什么很多中医高手在施针时"法无定法"，根本看不出章法，但对于疾病却有奇效，这种奇效正是通过全息思维来实现的。

第四章

关于糖尿病的思考

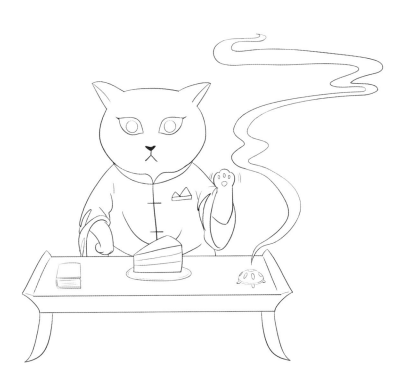

糖尿病是一种常见的慢性非传染性疾病，国际糖尿病联盟（IDF）发布的数据显示，预计到 2045 年，全球糖尿病患者总数将增至 6.29 亿。

目前糖尿病的诊断标准，患者具有三多一少症状（多饮、多尿、多食和体重下降），同时伴有空腹血糖 ≥ 7mmol/L，或者任意时间点的血糖 ≥ 11.1mmol/L，或者患者饮用 75g 葡萄糖水后 2h 测得的血糖 ≥ 11.1mmol/L，符合以上标准就考虑糖尿病。

我国是糖尿病的重灾区，2019 年 6 月发布的《国务院关于实施健康中国行动的意见》指出，我国已成为糖尿病患病率增长最快的国家之一。

不同维度对糖尿病的认知

第一维度：西医学范畴对糖尿病的认知

糖尿病是因胰岛素绝对或相对分泌不足，或靶组织细胞对胰岛素敏感性降低，从而引起碳水化合物、蛋白质、脂肪等一系列代谢紊乱的综合征，其中以高血糖为主要标志。糖尿病的主要临床表现为多饮、多尿、多食和体重下降（即"三多一少"）、血糖高，以及尿液中含有葡萄糖等。糖尿病若得不到有效的治疗，可能引起身体多系统的损害。

世界卫生组织将糖尿病分为四种类型：1 型糖尿病，2 型糖尿病，特殊类型糖尿病和妊娠期糖尿病。1 型糖尿病一般是自体免疫系统破坏产生胰岛 β 细胞导致的。2 型糖尿病是组织细胞的胰岛素抵抗（通俗地说，就是细胞不再同胰岛素结合，使得进入细胞内部参与生成热量的葡萄糖减少，留在血液中的葡萄糖增多）、胰岛 β 细胞功能衰退或其他多种原因引起的。续发糖尿病是特殊类型糖尿病中的一种，是由某一原发病发病后，导致并发的继发性糖尿病，所以叫慢性的高血糖状态。它是一种并发症，一般而言，在原发病得到根治后，继发性糖尿病可以痊愈。妊娠期糖尿病则与 2 型糖尿病相似，也是源于细胞的胰岛素抵抗，不过其胰岛素抵抗是妊娠期妇女分泌的激素（荷尔蒙）所导致的。

目前，1、2 型糖尿病尚不能完全治愈，但是自从 1921 年医用胰岛素发现以来，糖尿病得到了很好的治疗和控制。目前糖尿病的治疗主要是饮食控制配合降糖药物（对于 2 型糖尿病）或者胰岛素补充相结合治疗糖尿病。妊娠期糖尿病通常在分娩后自愈。

第二维度：外在因素对身体的影响。

糖尿病形成的外在因素比较多，归纳起来主要有以下五种情况。

1. 饮食和营养问题

嗜甜食或摄取精致淀粉、高脂肪、高热量和高蛋白较多，已被公认为是导致糖尿病的独立危险因素。然而，完全断糖饮食对吗？这个问题将在本章"小贴士"部分具体展开分析。

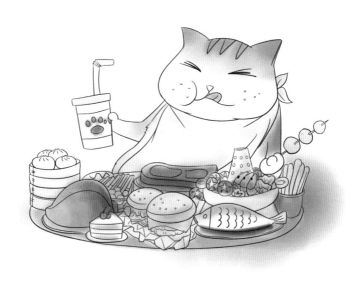

图 4-1 甜味海鲜量等致糖尿病的重要原因之一

2. 早期营养不良

生命早期营养不良有可能导致其在成年或老年阶段的代谢障碍，增加发生 IGT（糖耐量减低）和 2 型糖尿病的危险。低体重新生儿相较于高体重新生儿在成长期更容易发生糖尿病，母亲营养不良或胎盘功能不良可能会阻碍胎儿胰岛 β 细胞的发育。

3. 缺乏运动

运动较少易增加糖尿病发病的概率。一个长期缺乏锻炼的人比一个长期坚持锻炼的人患 2 型糖尿病的概率高出 2~6 倍，有规律的体育锻炼能增加人体对胰岛素的敏感性，改善糖耐量。

4. 吸烟和嗜酒

吸烟会导致血脂异常。因为烟碱会刺激肾上腺素分泌，而肾上腺素是一种兴奋交感神经并升高血糖的激素，会引起心动过速、血压升高、血糖波动。过量饮酒，会加重胰岛的负担，提高引发糖尿病的概率。

5. 病毒、化学毒素和药物

风疹、腮腺炎、柯萨奇病毒等可直接损伤胰岛 β 细胞，并启动自身免疫反应进一步损伤胰岛 β 细胞，从而导致 1 型糖尿病。一些化学毒物如灭鼠剂吡甲硝苯脲，也可能导致胰岛 β 细胞的破坏，从而诱发 1 型糖尿病。

第三维度：中医学范畴对糖尿病的认知

中医学称糖尿病为消渴症，为肺热津伤、胃热炽盛、肾虚精亏所致，因此调理三焦是核心。糖尿病全程分为郁、热、虚、损四个自然演变分期。"郁"多见于糖尿病前期，"热"多见于糖尿病早期，"虚"多见于糖尿病中期，而"损"多见于糖尿病晚期。中医学在糖尿病分类、分期的基础上，根据不同阶段的病因病机进行分型施治。

第四维度：情志对于糖尿病的影响。

国内外研究均显示，约 30% 的糖尿病患者合并有抑郁症状，其中 10% 为中重度抑郁。糖尿病患者患抑郁症的风险是非糖尿病人群的 2 倍。糖尿病和抑郁症，看似毫不相关的两种疾病，又有什么关联呢？据中国人民解放军火箭军特色医学中心内分泌风湿免疫科主任杜瑞琴介绍，抑郁症患者多半进食不规律，体重易增加，引起肥胖和胰岛素抵抗，增加 2型糖尿病发生的危险。同时，因抑郁症诱发的神经内分泌如肾上腺皮质轴或自主神经系统活性的增高，也会引起患者腹部脂肪沉积、血清甘油三酯和胰岛素升高、胰岛素敏感性下降等胰岛素抵抗综合征，这些都是诱发 2 型糖尿病的危险因素。由此可见，长期的焦虑和压力过大，是糖尿病的重大诱因。

糖尿病调理思路

核心：主调大肠和肾，辅以疏肝、健脾胃，实现气机升降有序，良性运行

糖尿病形成的原因究竟是什么？从"人体新气机升降"理论而言，唯有一升一降达到平衡，人体方得健康。人体气机下降通道的总开关在大肠。若大肠之气降不下去，小肠之气也会受影响，肝胆、胰腺和小肠分泌的消化液不能顺利进

入十二指肠进行酶化，影响营养的消化和吸收。这种情况如果长期得不到改善，就会影响肝胆、胰腺和小肠等器官自身的正常运行。胰腺不能正常运行，胰岛素分泌不足，就会导致人体对葡萄糖的利用发生障碍，从而引起血糖异常，糖尿病就大概率出现了。

大肠气降不下的重要原因是肠道内的有益菌数量不够，有益菌并不是靠服用益生菌来补充的，而是要靠人体自身肠道功能的增强来实现。一旦人体肠道功能增强了，肠道菌群将会自我修复，人体将会加速重返健康。

仅仅提升气机下降的动能还不够，还要打通气机上升的

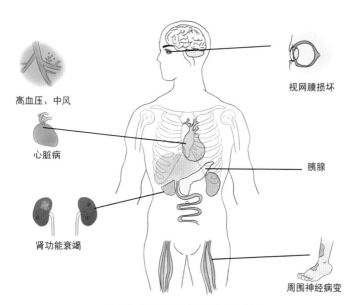

高血压、中风

心脏病

肾功能衰竭

视网膜损坏

胰腺

周围神经病变

图 4-2　糖尿病并发症严重影响人体健康

动能，才能从整体上实现良性循环。糖尿病主因是胰腺功能
受损，胰腺在"人体新气机升降"的上升通道中属二级动能
脏器，如果二级动能脏器（肝脏、胰腺、脾脏）出问题，首
先要关注、调整一级动能脏器（肾脏），同时兼顾同维度脏
器（肝和脾脏）的调整。

综上所述，想要从根本上解决糖尿病的问题，要主调大
肠和肾，辅以疏肝健脾胃，逐步恢复胰腺功能和其他脏器的
良性循环，达到人体整体机能的健康。

糖尿病的调理方法

一、调大肠

艾条灸。重灸背部膀胱经的大肠俞和腹部神阙、关元。

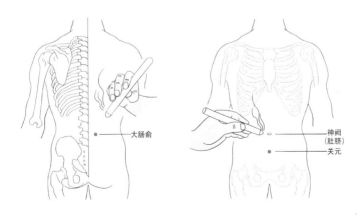

图 4-3　调肠气的手法一

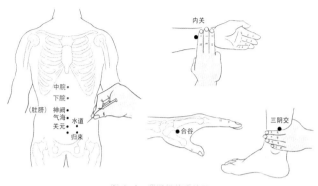

图4-4 调肠气的手法二

二、调肾——固肾、提肾气

灸法：重灸命门、双侧三阴交

肾为先天之本，主骨、生髓、通脑，主纳气、司二便、主生殖、生长发育。肾在"人体新气机升降"理论中起到绝对重要的作用，它主提供肝脏、脾脏、胰腺所需动能。

一个人想要肾好，首先，要保持良好的生活习惯，避免熬夜，坚持睡子午觉。充足的睡眠是养肾的不二法门，睡得好肾气才能充盈。其次，在饮食上提倡少盐少咸，因为肾最怕过咸。成年人一天盐的摄入量最好控制在 5g 左右。再次，平时让后背多晒太阳，坚持每晚泡脚①。最后，推荐大家坚持每天站桩 30~45 分钟，或蹲墙功②108 组，这些锻炼方法对强

---

① 用花椒 50g、生姜 50g、熟（或白）附子 25g 打成粉末后制成泡脚药包，加热水并将水温控制在 42℃ ~43℃，泡至后腰微微出汗为佳。

② 两腿打开，鼻子贴墙，呼气时下蹲，蹲到底时低头，然后吸气抬头，鼻子贴墙站起，这为一组。一般在家做 108 组，就能很快增加身体能量，提升免疫力。

壮肾脏有非常大的帮助。养成这些良好的习惯，还要提醒各
位男性朋友懂得节欲。

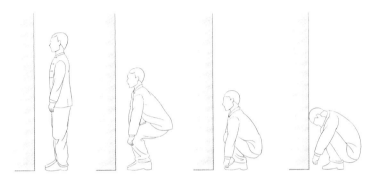

图 4-5 蹲墙功

三、疏肝

建议每晚 11 点前入睡，同时，按揉养肝四大穴——太冲
穴、三阴交、阴陵泉、太溪。

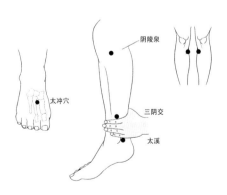

图 4-6 疏肝手法

四、健脾胃

重按合谷、内关和足三里，之后振腹（用手轻轻按住胃部区域，手掌做高频率轻拍震动），一次 5 分钟以上。

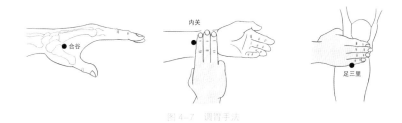

图 4-7　调胃手法

五、综合针法

针刺中脘、下脘、建里、水分、气海、关元、天枢及双侧阴陵泉、足三里、三阴交。

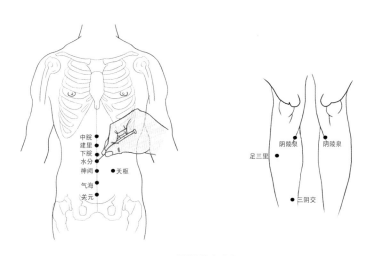

图 4-8　调胃的综合手法

小贴士

　　现在很多人认为患糖尿病是因为糖吃多了，这种说法对吗？葡萄糖其实是人体的主要供能物质，胰岛素在糖代谢过程中扮演了重要角色，它驱使葡萄糖转运蛋白酶将葡萄糖带入五脏六腑，提供人体必需的糖分。如果胰岛功能受损或其敏感性降低，葡萄糖转运蛋白酶活性就会降低，无法为五脏六腑赋能，这不仅会导致营养不良，引发各种并发症，如糖尿病肾病、糖尿病眼部并发症（糖尿病性视网膜病变，与糖尿病相关的葡萄膜炎，糖尿病性白内障）、糖尿病足、糖尿病心血管并发症、糖尿病性脑血管病、糖尿病神经病变等。可见，这些并发症的出现并不是因为糖吃多了，而是人体参与代谢和吸收的糖不足（缺糖）所导致的。

　　控糖和注射人工胰岛素都不能从根本上治疗糖尿病，想要从根本上解决糖尿病的问题，还是要从建立良好的生活习惯入手，同时主调大肠和肾，辅以疏肝健脾胃，实现气机升降有序、良性运行，逐步恢复胰腺功能和五脏六腑的整体机能。

第五章

关于心梗的思考

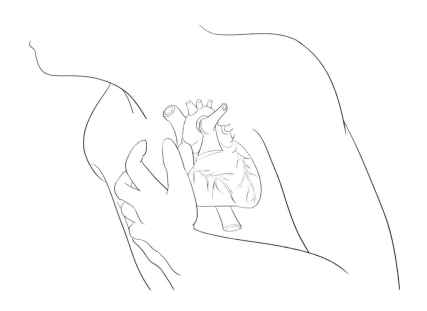

大家可能经常会听说某人"昨天还好好的，今天就突然不在了"。一听这句话，人们立刻会联想到凶险的、一击致命的疾病——心肌梗死（AMI，简称心梗）。

近年来，心梗发病率呈现不断攀升趋势，发病人群逐渐年轻化。如春雨医生创始人张锐、台湾青年演员高以翔，都是在三四十岁正当壮年时因心梗离世，令人惋惜。2020 年医脉通数据预测，到 2030 年，我国的心梗患者数量或可达 2,300万人，心梗正成为我国致死率最高的疾病之一。

案例：飞机上突发心梗，生死时速隔空救援

几年前的一个夜里，"丁零零，丁零零……"睡梦中笔者突然被一阵铃声吵醒，就迷迷糊糊划开了接听键。

"蒋老师，您总算接听了，我是诸葛总助理小刘，诸葛总在飞机落地时突发心梗了，我给她吃了速效救心丸，还没有脱离危险，该怎么办啊？"

"别慌，现在她什么症状？"

笔者稳定住小刘的情绪，了解了诸葛总的症状和发病时

间，马上开始隔空救助指导："第一步摘下氧气罩给诸葛总带上；第二步准备一杯温开水间歇给她喝下；第三步我教你手法给她紧急施救，你这样做……"

电话那头，小刘和空姐们按照要求，迅速行动起来。1分钟过去了，诸葛总的脸色有点红晕起来。3分钟左右，只听见机舱里响起了热烈的掌声，"蒋老师，诸葛总救过来了……"

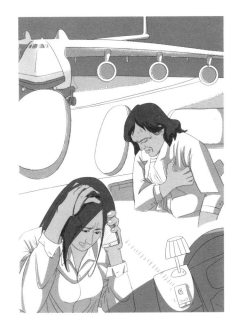

图 5-1　生死时速隔空救援

后来据她们回忆，那天从美国旧金山飞抵北京首都机场T3航站楼，飞机即将降落时，诸葛总突然感觉心前区剧烈疼痛、呼吸困难，瞬间浑身大汗，她勉强按响了紧急求助按钮，表情很痛苦。空姐紧急开启广播求助，小刘立刻从经济舱狂奔到头等舱来照顾，但很遗憾飞机上没有人了解急救，现场一度混乱。恰好在一个月前刚刚发生过"南航急救门"事件，社会舆论对机场救助事件的诟病很大。按照规定，999和120急救的协调时间至少需要15分钟，在此之前即便飞机降落，急救车辆仍然无法进入停机坪。情况非常棘手，危急关头，小刘马上联系机长拨打笔者的电话，最终一切才转危为安。

这起突发事件让当时所有亲历者都记忆犹新，深感学习急救知识的重要性，这也是笔者想将心梗急救方法分享出来的动力之一。希望您和身边的朋友都能掌握一些急救知识和方法，说不定在某个时候能帮助到自己或身边人。

患者主述

我是案例中隔空急救的幸运者，感恩蒋老师。因工作需要，我大多数时间需要在世界各地飞来飞去，经常需要倒时差和熬夜。那天刚在旧金山赶完一期节目，北京这边突然通知要参加一个重要的会议，我便急匆匆带着助理赶回北京。十多个小时的飞行，我一直处于半睡半醒状态。

在首都机场降落时，突然一阵胸口刺痛把我惊醒，那感觉简直糟糕透了，胸口憋闷。我开始呼吸困难，大口地喘气，恐惧感莫名涌上心头。我赶紧摁响急救按钮，空乘人员过来帮忙，但情况一直不能控制，我开始不能动弹，意识逐渐模糊……等我苏醒过来时，看到助理正半蹲在我座椅前，机舱里响起了掌声。这次与死神擦身而过的经历，现在回想起来都心有余悸。如果急救不当，可能我早已不能坐在这里了。

不同维度对心梗的认知

第一维度：西医学范畴对心梗的认知。

心梗是指心肌的缺血性坏死，大多是在冠状动脉病变的基础上，冠状动脉的血流急剧减少或中断，使相应的心肌出现严重而持久的急性缺血所致，最终导致心肌缺血性坏死的一种可能危及生命的急性病症。

心梗患者主要症状为突然发作的、持续时间超过 30 分钟的心前区压榨性疼痛或憋闷感，常有濒死的感觉。通常治疗方案包括经皮冠状动脉介入治疗、溶栓治疗、急症外科搭桥手术。

第二维度：外在因素对身体的影响。

造成心梗发病的外在因素很多，主要有以下六类。

1. 负重或过度劳累

不能胜任的体力劳动或过度的体育活动、连续紧张的劳累等，都会使心脏的负担明显加重，心肌需氧量突然增加。而冠心病患者的冠状动脉已发生硬化、狭窄，不能充分扩张，短时间内，心肌更容易缺血。缺血、缺氧又可引起动脉痉挛，反过来又加重心肌缺氧，严重时导致急性心梗。

2. 饮食习惯不合理

高油、高糖、高盐饮食会导致人们肥胖，如果不运动，吃进去的能量消耗不掉形成多余脂肪，就会堆积到血管里，导致血液黏稠度增加，血小板聚集性增高。在冠状动脉狭窄的基础上形成血栓、斑块，极易引发心梗。

3. 长期吸烟及大量饮酒

对吸烟者应力劝戒除。吸烟不光是动脉硬化的危险因素，也是心绞痛、心梗和再梗死的危险因素。心梗与大量饮酒有密切关系，喝得越多血压越高，还会逐渐导致动脉粥样硬化，成为心梗的直接诱因。

4. 寒凉刺激

在严寒或强冷空气的影响下，冠状动脉有可能发生痉挛并继发血栓，从而引起心梗。气候急剧变化、气压降低时，冠心病患者即会感到明显不适。资料表明，低温、大风、阴雨是心梗的诱因之一。因此，每遇气候恶劣时，冠心病患者要注意保暖，做好预防工作。

5. 熬夜和缺乏运动

长期熬夜易得冠心病，尤其是冬季，夜间气温较低，冷空气会引起冠状动脉收缩，致使心肌缺血，诱发心绞痛。心肌缺血如果持续时间长，则会导致心梗。动脉粥样硬化继发血管狭窄、斑块破裂是引起心梗的主要病因。运动可以改善人体脂质代谢，预防动脉粥样硬化的发生和发展。因此，对于长期不运动且体态偏胖的人而言，坚持适量运动具有预防心梗的作用。

6. 饱餐或饥饿的情况下洗澡

洗澡时水温最好与体温相当，水温太高可使皮肤血管明显扩张，大量血液流向体表，有可能造成心脑缺血。洗澡时间不宜过长，洗澡间一般闷热且不通风，在这种环境下，人的代谢水平较高，极易缺氧、疲劳，老年冠心病患者更要特别注意。

第三维度：中医学范畴对心梗的认知。

中医学认为心梗归属于真心痛范畴，辨证分型为七种：气滞血瘀，寒凝心脉，痰瘀互结，气虚血瘀，气阴两虚，阳虚水泛，心阳欲脱。基本病机为心脉痹阻不通，心失所养。病位在心，与肝、脾、肾相关。

中医学称之为胸痹，汉代张仲景《金匮要略》中正式提出"胸痹"病名。胸痹的主要病机为心脉痹阻，病位在心，涉及肝、肺、脾、肾等。本病多为本虚标实，虚实夹杂。

本虚有气虚、气阴两虚及阳气虚衰;标实有寒凝、血瘀、痰浊、气滞、热蕴。标本二者常可相兼为病,如气虚血瘀、气滞血瘀、寒凝气滞、痰瘀交阻等。辨证分型为七种:心血瘀阻,气滞心胸,痰浊闭阻,寒凝心脉,气阴两虚,心肾阴虚,心肾阳虚。

本病是以胸部闷痛甚则胸痛彻背、喘息不得卧为主要表现的一种疾病,轻者感觉胸闷,呼吸欠畅,重者则有胸痛,严重者心痛彻背、背痛彻心。

第四维度:情志对身体的影响。

从情志这个维度来讲,长期处于高压状态或愤怒、恐惧等负面情绪中,极易诱发心梗。

当人们在生活和工作中遇到精神刺激处于紧张状态时,特别是强烈而持久的刺激,交感神经兴奋,儿茶酚胺分泌过多,心率加快,心肌耗氧量增加,同时血小板聚集,血液黏稠性增加,容易形成血栓。情绪异常波及自主神经,容易导致冠状动脉痉挛,此时,如果冠状动脉不能有效扩张,出现了长时间痉挛或者斑块破裂,出血形成血栓,或者斑块脱落堵塞冠状动脉,心脏的搏动能力突然减弱,易引发恶性心律失常,造成呼吸困难等症状。这种情况下,如果不能及时就医,可能会引发猝死。情绪创伤越大,心脏损伤可能越大,导致心脏意外事件发生的概率也随之增大。

心梗调理思路

核心：疏通膀胱经，主疏肝、肾、心，辅以胸椎第5椎体和心包经的调理

位于人体背部的膀胱经包含心、肝、肾的腧穴，腧穴是人体气血在体表聚会、灌渗的重要部位，通过经络联系人体内部组织、器官，反映它们的生理或病理变化，并能起到调节作用。刺激背部膀胱经的心俞、肝俞、肾俞对于防治心梗有很好的效果。

心梗病机是在心的气、血、阴、阳不足或肝肾失调的基础上，兼有痰浊、血瘀、气滞、寒凝等病理产物阻于心脉，在寒冷、饱餐、情绪激动、劳累过度等诱因的作用下，使胸阳痹阻，气机不畅，心脉挛急或闭塞引发的本虚标实证。

临床中，心包经是用来救命的。如果将心脏比作君王，那么心包经就是君王的御林军，心包经专为心脏提供营养和保护。因此，心梗还需要重点调理心包经。

心梗急救的手法

第一步，首先将患者的左手掌立起来，同左前臂呈90°，用右手食指第二掌指关节以每分钟60次的频率重按左手大鱼际处，此刻会有强烈的刺痛感，但一定要忍住。

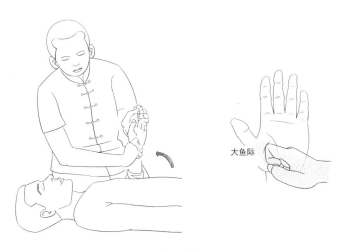

图5-2 心梗急救步骤

　　第二步，继续用我们的右手食指第二掌指关节点住胸口膻中穴（两乳头连接线中心点）重按，上下按、左右按、画圈按都可以，一定要按到患者有强烈的刺激感、疼痛感，直到其有所缓解，有心头卸下了大石头般的轻松感。

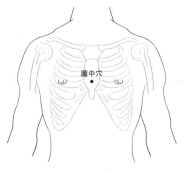

图5-3 心梗急救步骤

　　第三步，将患者左手高高举起，让腋窝最深处的极泉穴自然暴露，用右手重按此穴，此时会有很强的刺痛感。

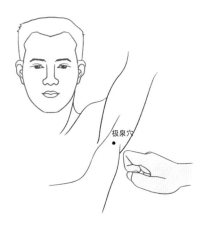

图 5-4　心梗急救步骤三

　　第四步，用右手攥紧左手手臂与心脏平行处，转动左手臂找到痛点，用力揉按，产生强烈的刺痛感。

　　整个过程大概 3~5 分钟，认真做完，患者心梗症状将得到明显缓解。

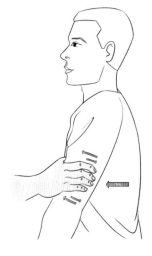

图 5-5　心梗急救步骤四

小贴士

以上方法是中医心梗急救法（自救法），适用于异常胸痛、胸闷不适、呼吸困难、腹痛、放射痛、出汗、烦躁不安等心梗症状。在患者还能控制身体的情况下，请先拨打120急救电话，同时采用此方法进行缓解和自救。

预防心梗：平时灸膻中、左乳根以及背部第5、9胸椎处。日常生活要有规律，每天要按时入睡，保证至少6~8小时的休息时间，避免熬夜和过度劳累。同时，要控制好自己的情绪，避免愤怒、恐惧、悲伤、思虑过度等不良情绪发生。

第六章

关于脑梗的思考

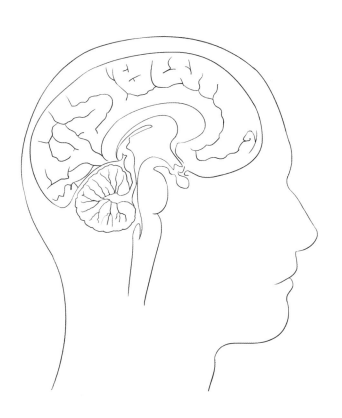

2019年，世界著名医学杂志《柳叶刀》发表了一篇调查报告，2016年全球新发脑梗1,370万人，而仅中国就有551万人，占到了总数的40%左右，相当于中国一个中型城市的总人口，数据非常惊人。

近年来，脑卒中已成为我国居民死亡的主要原因之一，2018年发布的第4版《中国脑卒中防治报告2018》中指出我国每5位死亡者中至少有1人死于脑卒中。我国脑卒中死亡人数约占全球脑卒中死亡人数的1/3，而带病生存的脑卒中患者已高达1,300万人。据全球疾病负担研究估计，随着我国人口老龄化的日益加剧，我国已成为脑卒中终生风险最高和疾病负担最重的国家，比例高达39.3%。

案例：父亲脑梗的后期康复

笔者的父亲是一名退伍军人，做事雷厉风行，为人刚直不阿，就是脾气有些火暴。老人家68岁时突发脑梗，被紧急送往医院，核磁共振检查报告出来，医生告知为左脑血管瘀堵，情况非常危险。

笔者得知这个消息，马上赶回常州老家。一进家门，只见父亲右臂在胸前勾着，脸也有些扭曲，无法正常交流，为他做了一番细致的检查后道："爸，放心，按我的方法去做，能让您康复。"

父亲眼睛一亮，流露出惊喜之情。倒是母亲在旁边不停地叹息，似乎没那么乐观。"妈，放心吧，听我的，一定可以。"笔者安慰完母亲，开始帮父亲针灸、做手法调理，最后手把手地教授二老日常康复锻炼方法，直到让他们演示熟练才罢手。

闲暇时母亲唠叨说，同小区的老刘头也得了脑梗，情况比父亲轻不少，还雇专人天天坐着轮椅推着去遛弯儿，她也想给父亲弄个轮椅推着。笔者果断拒绝她："脑梗患者得下地走路锻炼，坚持走一定有效果，坐轮椅长期不走路不利于康复。"

父亲在母亲的陪伴下，按照笔者的方法每天坚持走路大概4小时。

两个多月过去了，父亲四肢功能恢复，行动如常，语言能力也恢复了。又过了大概半年时间，先前左脑的瘀堵影像消失。父亲的精神头儿越来越好，而母亲提到的老刘头却依然瘫坐在轮椅上。

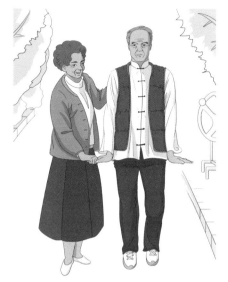

图6-1 父亲在母亲的陪伴下坚持运动

患者主述

脑梗能痊愈，要归功于我的儿子和夫人。

发病时我左侧脑血管瘀堵，幸亏就医及时。出院后我右手不能伸直，右腿无力，右半边身体不受控制，语言表达障碍，行走非常困难。儿子赶紧从北京赶回来帮我调理，并嘱咐我爱人陪着我锻炼。一开始我对儿子的建议有点恼火，人家生病了孩子又是请保姆又是让坐轮椅，他却让我每天走路。

儿子让我一定相信他，坚持运动对脑梗康复非常重要，如果不运动身体机能会迅速下降，人就彻底废了。于是，老伴开始风雨无阻地陪我坚持走路，再配合喝银杏叶茶，后来我真的一天天慢慢康复了。现在我的状态不错，没人能看出我曾经脑梗，偏瘫过。

不同维度对脑梗的认知

第一维度：西医学范畴对脑梗的认知。

脑梗又称缺血性脑卒中，是指因脑部血液供应障碍，缺血、缺氧所导致的局限性脑组织缺血性坏死或软化坏死。脑梗主要由于供应脑部血液的动脉出现粥样硬化和血栓形成，使管腔狭窄甚至闭塞，导致局灶性急性脑供血不足；也有因异常物体（固体、液体、气体）沿血液循环进入脑动脉或供应脑血液循环的颈部动脉，造成血流阻断或血流量骤减而发生相应支配区域脑组织软化坏死。前者称为动脉硬化性血栓形成性脑梗死（ABI），占本病的40%~60%，后者称为脑栓塞（CE），占本病的15%~20%。此外，尚有一种腔隙性脑梗死，是高血压小动脉硬化引起的脑部动脉深穿支闭塞形成的微梗死，也有少数病例由动脉粥样硬化斑块脱落崩解导致的微栓塞引起。

脑梗的主要临床表现有头痛、头昏、失语、昏迷，中枢性面瘫及舌瘫、肢体偏瘫或轻度偏瘫、大小便失禁等。

第二维度：外在因素对于身体的影响。

脑梗并不是无缘无故产生的，它与不良的生活、饮食、运动习惯密切有关。比如：

1. 不良的饮食习惯、过度饮酒

经常吃大鱼大肉容易导致血液中甘油三酯和胆固醇的含量升高，血液中脂质沉淀增多，血栓形成的概率增加，从而诱发脑梗。饮食中盐分过量，会导致血压升高，使动脉斑块受到冲刷而脱落，当脑血管堵塞时就会引起脑梗。另外，过量食用蛋糕和甜点，也会加快血管的病变。

酒精易对血管壁内皮组织形成刺激，导致血管壁表面不平整，而血液里的脂质会在不平整的血管壁上沉积聚集，从而形成血栓因子。饮酒会使交感神经过度兴奋，易导致血压升高从而诱发脑梗。

2. 吸烟与熬夜

香烟中含有的焦油及尼古丁等有害物质，会让血管异常收缩，导致凝血机制发生障碍。烟雾中的一氧化碳也会和血红蛋白相结合，形成碳氧血红蛋白，降低血液中的含氧量，减少大脑血液氧气的供应。

另外，经常熬夜会让身体处于应激状态，刺激肾上腺素的分泌，易引起血管痉挛，导致血压不稳定，也会增加心脏负担，增加引发心脑血管疾病的风险。

3. 寒凉

人体在受到冷空气刺激后，血管收缩，血流速度减慢，同时血液黏稠度增加，血压骤升，容易诱发脑出血、脑梗等疾病。

第三维度：中医学范畴对脑梗的认知。

脑梗在中医学也称中风。中风是以半身不遂、肌肤不仁、口舌㖞斜、言语不利，甚则突然昏仆、不省人事为主症的疾病。因其发病骤然，变化迅速，与"风性善行而数变"特点相似，故名中风，又称卒中。西医学中急性缺血性卒中和急性出血性卒中等归属本病范畴。

中风的基本病机为阴阳失调，气血逆乱。病位于脑，与心、肝、脾、肾关系密切。中风发生主要因内伤积损、情志过极、饮食不节、劳欲过度等，以致肝阳暴涨，或痰热内生，或气虚痰湿，引起内风旋动，气血逆乱，横窜经脉，直冲犯脑，导致血瘀脑脉或血溢脉外。《中药新药临床研究指导原则》指出，中风的辨证分为"肝阳暴亢，风火上扰证""风痰瘀血，痹阻脉络证""痰热腑实，风痰上扰证""气虚血瘀证""阴虚风动证"五型。在脑梗急性期，以前三型更为常见。"肝阳暴亢，风火上扰"，须镇肝息风，滋阴潜阳；"风痰瘀血，痹阻脉络"，须祛风、养血、活血、化痰通络；"痰热腑实，风痰上扰"，须化痰通腑；"气虚血瘀"须益气活血；"阴虚风动"则须滋阴息风。

第四维度：情志对于身体的影响。

长期生活压力大，精神过度紧张、压抑，容易导致脑梗，特别是长期处于暴怒或忧郁等负面情绪下，脑血管会收缩，进一步加大脑梗发生的概率。因此，脑梗患者要特别注意心态平和，保持情绪稳定。

脑梗调理思路

核心：调补肝肾、兼顾祛除寒凉

笔者认为，引发脑梗的原因主要是肝肾两虚。从"人体新气机升降"理论来讲，肝肾两虚，人体双肾迸发的原力（即无形之气）借由脊柱进入肝脏、胰腺和脾脏的动能不足，沿脊柱输送给心脏的力量就会偏弱，最后由心脏通过脊柱传至大脑的力量就会大打折扣，会使大脑失养而头晕，同时也使血液循环受阻，易造成血管栓塞。另外，寒凉也是诱发脑梗的主要因素之一，在调理中要注意提升患者的阳气，祛除寒凉。

脑梗的急救手法

一旦突发脑梗，首先要第一时间拨打120或999急救电话，然后可用以下外治方法进行急救。

第一步，用食指近侧指间关节斜45°向上分别用力点按患者翳风穴（双侧），产生剧烈胀痛感，然后连续点按5~6次，再沿后枕骨下缘斜45°向上点按整个后枕骨，力度以患者有强烈刺痛感为度。如遇特别痛的地方，可增加点按次数。

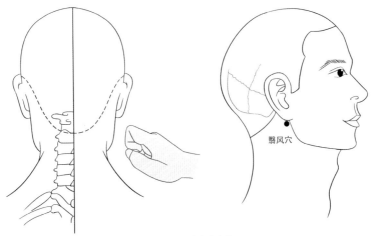

图 6-2 脑梗的急救步骤一

第二步，以食指远侧指间关节用力点按角孙穴（双侧）5~6 次，再沿脑骨侧缘依次用力点按头维穴（双侧）、眉冲穴（双侧），每穴点按 5~6 次，力度以患者有强烈刺痛感为度。

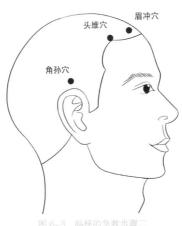

图 6-3 脑梗的急救步骤二

如遇特别痛的穴位，可增加点按次数。

第三步，以食指远侧指间用力点按患者印堂穴 5~6 次，再沿颅骨中线依次用力点按神庭穴、前顶穴、百会穴、后顶穴，每穴点按 5~6 次，力度以患者有强烈刺痛感为度。如遇特别痛的穴位，可增加点按次数。

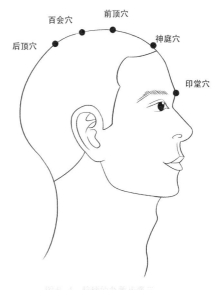

图 6-4　脑梗的急救步骤三

第四步，用力掐按中指指肚，此处为大脑的全息反射区。

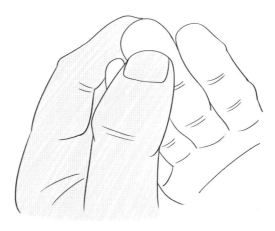

图 6-5　脑梗的急救步骤四

第五步，用电吹风吹大椎穴。

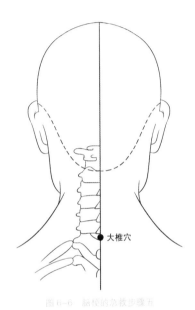

大椎穴

图 6-6　脑梗的急救步骤五

认真做好上述步骤，有条件最好再让患者喝碗热浓姜汤，注意保暖，等待救护车的到来。

脑梗患者的日常护理方法

1.坚持每天早上喝一杯姜糖水，平时用银杏叶茶饮代替白开水，大量饮用。

2.饮食少油、少盐、少糖，忌生冷寒凉，摄入多种维生素，保证营养平衡。

3.在家人或护理人员的帮助下，每天坚持下地运动4小时，推荐走鸭子步^①。

4.每天坚持帮患者按摩偏瘫一侧的小臂、手、小腿和脚部，每个部位至少按揉半小时。

5.每天坚持晚上泡脚。

6.戒烟酒，不熬夜。

7.保持平稳情绪，少生气。

8.针对脑梗后遗症患者，可以采取重灸梗塞点及健侧颈部，患侧合谷、曲池、阴陵泉、三阴交、足三里等穴位，同时配合按摩。

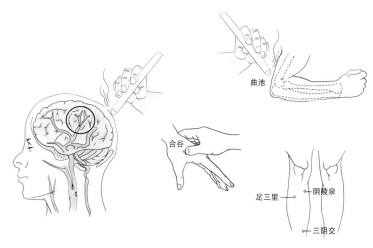

图6-7 脑梗后遗症的调理手法

---

① 即两臂自然下垂，手腕用力向上抬起，手掌和前臂呈90°，如同小鸭子走路。

小故事：用花生米提醒"莫生气"

父亲是个特别爱生气的人，年轻时就有高血压、心脏病，得过两次脑梗，因为太爱生气，这些病就如影随形。好在笔者帮他一次次化险为夷。2014 年他又因乳腺癌入院，笔者回去看他，说："爸，您前些年脑梗，现在又得乳腺癌，以后还会不会患什么别的病？"

他一愣，说："我不会这么倒霉吧？"

"以我对您的了解，概率还是很大的，除非您现在开始改变。"

"我怎么了？我有什么问题？"

"您太爱生气了。"

"我不爱生气啊，我都 70 多岁了，还生什么气啊，我不生气。"

看父亲还嘴硬，笔者说："这样吧，我们俩来玩个小游戏好不好？我每天在您兜里装 10 粒花生米，您每生一次气，就吃一粒花生米。然后晚上睡觉前我们看看还剩几粒，就知道今天生了几次气，好不好？"他同意了。

第一天，他吃了 6 粒花生米；第二天，他吃了 5 粒花生米；第三天，他吃了 7 粒花生米；最要命的是第四天，花生米不够了！笔者说："爸，您这样爱发脾气，任何医生都治不好您的病。"

他也意识到了，问："那怎么办？"

笔者说："以前仿佛世界上每个人都是您的敌人，您动不动就'哒哒哒'地开火。这样可不行，现在您要学着把坏脾气控制住，每天多微笑，多感恩。"

他点点头，然后慢慢开始改变了。

现在大家见到他，怎么都想象不出来他当年的样子。现在的他每天乐呵呵，对任何人都和颜悦色。

重要的是，父亲这次自身的转变，让他的晚年生活更健康，更幸福了。

小贴士

负面情绪是诱发许多重大疾病的罪魁祸首，想要去除负面情绪，不能压抑或忽视它，而是要通过正面情绪，如慈悲与感恩，来提高正面能量。

人一旦有了慈悲心，就会宽容；学会宽容，气机通畅；气不瘀滞，血就通畅。正所谓"心宽一寸，病退一丈"。宁静之心能让身体保持好状态。

遵循本章介绍的生活建议和外治方法，长期坚持，脑梗患者可逐渐恢复健康。

第七章

关于颈椎病的思考

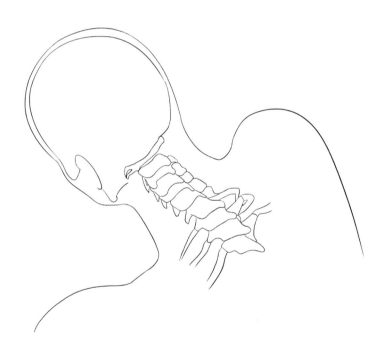

颈椎是人体脊柱颈段的骨头，共 7 块，它们像砖块一样叠加在一起。颈椎之间的椎间盘，有缓冲震荡的作用。颈椎病主要是由于颈椎长期劳损、骨质增生或椎间盘脱出、韧带增厚，致使颈脊髓、神经根或椎动脉受压，交感神经受到刺激，出现一系列功能障碍的临床综合征。

在世界卫生组织最新公布的"全球十大顽症"中，颈椎病位列第二。研究发现，颈椎病至少可引发全身 70 种病症，常见的有头晕头痛、恶心呕吐、手臂酸麻痛、吞咽不畅、视力下降、腹胀便秘、胸闷心悸、心慌失眠、胸痛、猝倒等，更有下肢瘫痪、阿尔茨海默病、颈源性心脏病等，患者不可掉以轻心。

案例：治好颈椎病，他从不屑一顾到感动

十多年前，笔者因个人兴趣曾在音乐行业有过发展。有一次开 MTV 策划会，导演邀请笔者去他们公司楼下聚餐。席间，他向某品牌手机华北区市场总代理杨总介绍说："这位是我兄弟，一个很厉害的中医。"

哪承想这位杨总不屑一顾地说："我这辈子最不相信的就是中医，我父母都是某某医科大学的教授，他们告诉我中医全都是骗子！"

尴尬一下子让饭局气氛凝固了，导演几次想打破这个僵局都未成功。

"杨总，你知道你的鼻子是歪的吗？"笔者瞥了他一眼问道。

"我的鼻子都歪了几十年了，还用你来告诉我？"他有点儿不客气。

"我能不碰你的鼻子，3分钟把它正过来。"笔者平静地说。

"不碰我的鼻子就能正过来，你别吹牛行吗？"杨总更加不屑了。

"你不是手机总代理吗，咱们打个赌，如果3分钟我没把你的鼻子正过来，我买你10台新款手机；如果正过来你就拿出一部最新款手机给导演。"笔者大声说。

"可以啊，来吧。"杨总看了看导演，嚣张地把头一扬道。

当时参与策划会的工作人员都在场，他们全都凑了过来，想看个热闹，摄像师还开始用手机录像。

"我不动你鼻子。"笔者走到杨总面前，边说边拽过他的中指开始为其调理。

一分钟，就听见有人开始喊："哎，动了，动了，鼻子动了。"过了一会儿又喊："哎，真的正过来了！"围观的人都瞪大了眼睛，聒噪起来。

这位杨总半信半疑，起身去卫生间照镜子。不大一会儿他摸着鼻子，表情震惊地回到席间，默默地吃起东西。原以为这事儿就此结束，谁承想没过一会儿他竟然大哭起来，那痛哭流涕的样子看了让人莫名其妙。笔者又瞥了他一眼，寻思着帮他正个鼻子就感动成这样，因此就没好气地说："手机别忘了啊。"

"没问题，没问题，应该的。我不仅送导演，还要送您。"杨总似乎变了一个人，突然殷勤起来，忙搭茬道。

"不需要。"笔者不再搭理他了，边吃饭边和周围的人攀谈起来。

"蒋老师啊……"他这没完了，冷不丁又哭起来，"救救我老婆吧。"

"你老婆怎么了？"

"她得了很严重的颈椎病。"

"有病去医院呀。"

"她就在医院呢，颈椎疼得躺不下，每天晚上只能坐着睡一两个小时，医生说需要立刻手术，但是手术的成功率大概是98%。"他边哭边嘟囔，"我们怕成为那2%呀。"

他的哭腔和刚进来时的嚣张气焰反差强烈，真让人受不了。

"我们怕成为那2%。救救我老婆。"杨总不停地在旁边哀求。

出于职业习惯，我答应了他的请求。

次日一早，门铃响了，我开门见进来三个人，杨总和他爱人，身后还跟着一位老人，是在某医科大学做教授的杨总的父亲。

"我今天倒要看看，这么重的颈椎病不用手术怎么可能治得好！"老教授背着个手上来就撂下一句话，真是有其父必有其子啊。

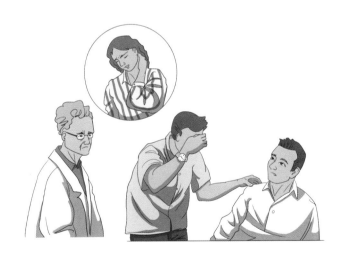

图7-1　从质疑到认可，杨总被折服

笔者专注于患者，不再理会旁人。杨总爱人的身体很硬，脖子僵直，不能自如活动。笔者让她站稳，拉过她一只手开始做手法。不到一分钟，笔者提示她动动脖子。一开始她不敢动，后面慢慢尝试着扭扭，发现真的可以动了。

后来，笔者用了半个月的时间精心为其调理，杨总爱人本来计划要动手术的颈椎，康复了。（该病案中鼻梁矫正和手部牵引笔者采用的都是全息疗法。）

患者主述

我是一位小有成就的商人，在常人眼中属于女强人。由于工作原因，我每天需要看大量的报表、文件，经常奔波各地，参加各种会议。

巨大的工作量导致我的颈部长期处在紧绷状态，颈椎出现问题已经有些年头了，以前不舒服时就买几片膏药贴一下，或找人按捏一会儿，便会缓解不少。我一直没有把它当回事，总觉得不是什么大问题。

直到有一天脖子无法转动，疼痛难忍，同时半边身子麻木无力，只好去医院，最终诊断为脊髓型颈椎病，颈 2、3 节内突，严重压迫神经，如此下去瘫痪的风险非常高。医生告诫我必须尽快手术。

办理完住院手续，医生告知我和爱人该手术的成功率为 98%。但我们不想成为那 2%，于是陷入了深深的犹豫中，迟迟不敢签手术确认单。医生只好采取保守治疗，症状虽有缓解，但依然没有解决问题。更要命的是，我不能平躺，哪怕睡觉也得坐着。一天 24 小时，只能坐在椅子上，带着沉沉的护颈，困极了坐着打个盹儿，上半身晃动幅度稍微大点儿，就疼醒了。这样的日子我挨了不到四天就几近崩溃，身心疲惫至极。

我曾想试着找中医调理一下，但是家里"医学权威"的公公婆婆坚决反对，认为只有通过手术才能解决，我便只好作罢。

记得那是住院第四天的下午，丈夫兴冲冲地告诉我，他碰到一位非常了得的中医，可以帮助我解决病痛。公公听到这个消息后大发雷霆，把儿子痛骂一顿。在我的渴望和丈夫的苦苦坚持下，公公才勉强妥协，但有一个条件，他得陪同去"把把关"，一旦发现不妙，立即返院。

到了蒋老师那里，他攥着我的手臂做了几个简单的动作，鼓励我慢慢转动脖子，我照做了，脖子居然奇迹般地可以转动了，而且一点儿都不疼。没想到医院束手无策的大问题就这样被他轻飘飘地化解了。蒋老师又为我调理了二十多分钟，我扭动脖子的幅度越来越大。彼时我看到惊呆的公公，他张着大嘴半天没有说出话来。在以后的半个月里，我按时来找蒋老师调理，最终康复。

不同维度对颈椎病的认知

第一维度：西医学范畴对颈椎病的认知。

颈椎病是指以颈椎间盘退行性病理改变为基础的疾病，进而导致椎间关节、韧带等退变，这些退变的组织压迫或刺激相邻的脊髓、神经、血管等，从而出现一系列症状和体征。根据受累组织和结构的不同，颈椎病可分为四型：神经根型、脊髓型、交感型和椎动脉型，其中神经根型最为常见，脊髓型最危险。

上述案例中的患者属于严重的脊髓型颈椎病。颈椎压迫引起运动功能障碍，造成颈肩部及上肢强烈的放射性疼痛，严重影响生活质量。

脊髓型颈椎病是颈椎退行性改变导致脊髓受压和脊髓供血障碍引起的脊髓功能障碍性疾病，发病率约占颈椎病发病的 12%~20%。一般来说，临床表现为早期双侧或单侧下肢麻木、疼痛、僵硬发抖、无力、颤抖，行走困难，继而双侧上肢发麻，握力减弱。上述症状加重时，可能伴有便秘、排尿困难、尿失禁，以及头昏、眼花、吞咽困难、面部出汗异常等交感神经功能失调症状。

第二维度：外在因素对于身体的影响。

1. 外伤

《老年百病防治》（陈宝国、刘晓庄主编，江苏科学技术出版社，1999 年）一书指出，根据医学统计，5%~15% 的颈椎病患者有急性外伤史。外伤后，尤其是颈椎骨折，脱位后出血、水肿，可波及椎间孔，或移位的骨碎片直接压迫神经根或脊髓，均可引起神经根或脊髓的压迫而产生症状。

2. 颈部的慢性劳损

长期伏案工作或姿势不良，会导致颈部的肌肉、韧带与关节的劳损引起颈椎病。长期不良习惯主要有六种情形：

（1）低头或久坐，易致颈椎变形；（2）粗暴按摩，易致颈部韧带撕裂；（3）不良睡眠姿势，易致颈部韧带劳损；（4）坐软沙发，易致脊柱变形；（5）穿高跟鞋，易致骨盆前倾，增大椎骨压力；（6）趴桌子上补觉，易致颈椎变形。

3. 背部寒湿

一级寒湿在表皮；二级寒湿在肌肉；三级寒湿在骨骼，即是骨寒湿。寒气是一种阴邪，最容易损伤人的阳气。而阳气是生命的能量之源，正常的生命活动都需要阳气的推动。

人体背部有膀胱经和督脉循行，也是阳气旺盛、易感风寒的部位。背部受寒湿，日久渐积，可以引起颈椎病、肩周炎、腰椎间盘突出、腰肌劳损以及慢性腰腿痛等。

第三维度：中医学范畴对颈椎病的认知。

中医学认为颈椎病属于中医"痹病"的范畴，为外感风、寒、湿、热之邪，乘虚侵袭机体痹阻肢体筋脉，或内伤痰湿浊瘀，深入关节筋骨，经脉气血运行不畅，发为痹证。久则耗伤气血，伤及肝肾，甚则影响脏腑。《黄帝内经·素问·痹论》曰："风寒湿三气杂至，合而为痹也。"痹则气血闭阻不行，筋骨肌肉板硬而痛，强直不舒。病为寒湿侵袭、气滞血瘀导致，中医学说的这两点并不单纯指颈部、肩部，也包括四肢、背部等全身感寒湿。其部分症状与"项强""头痛""眩晕""颈筋急"等病证相应。

这些都属于外因，内因在于肝肾。为什么肝肾亏虚会导致脊柱问题呢？中医学认为，肝主筋，肾主骨、生髓。一旦肝肾出现问题，颈肩部较脆弱的筋骨很容易受到牵连。

除了肝肾因素，脊柱能量不畅也是导致颈椎病的重要因素。督脉分布在背部，统领人的一身阳气，脊柱是人体能量上升的通道，督脉不通，则痛。督脉行于脊里，上行入脑，并从脊里分出属肾，故与脑、脊髓和肾有密切联系。

不良生活习惯会透支人体的阳气。阳主动，阴主静。可是有些人的阳气尽管还充足，却瘀滞了，就像因为血脂过高容易瘀堵血管一样，新鲜的血液不能输送到身体的每一个地方。血液是有形的，阳气是无形的，但道理却一样。阳气不足，动力就不够。

用系统动力学的思维看，这不是某个零件出了问题。督脉这一系统路径串联起整个脊椎的各个部门，阳气是推动它的能量，若阳气不足，督脉不畅，则脊柱不正，肝肾虚，最终导致颈椎病。

第四维度：情志对于身体的影响。

临床发现，很多颈椎病患者心情好时症状常减轻，心情不好时症状多加重。当人们情绪紧张时，颈部肌肉发生不自主的收缩，甚至痉挛，这时颈椎的力学平衡发生改变，造成骨性结构和关节位置变化，从而导致颈椎病。

中医学认为思伤脾、怒伤肝、恐伤肾，而脾主肌肉、肝主筋、肾主骨。这些不良情绪会使人体全身气血运行不畅，肌肉筋骨失去正常的温煦、濡养，功能失常，引起骨不正、筋不柔、气血不能自流的病理状态，从而引起颈椎病，且不利于颈椎病患者的康复。

颈椎病调理思路

核心：从肩部调理入手，唤醒肩颈肌肉正确的记忆力

现在大多治疗颈椎病的方法是牵引和手术。手术是将颈椎视为人体的一部分零件，加以调整，甚至置换人工关节。然而人体的脊髓神经群极其娇嫩，手术中稍有不慎就可能造成不可挽回的损害。

依据笔者的临床经验，颈椎问题需先从肩部入手。颈椎问题多由长期不良姿势所致，导致肌肉不正常受力，产生错误的惯性肌肉记忆。因此，调理颈椎问题要先疏通肩部肌肉群，纠正错误的肌肉记忆，恢复其正确姿态与功能，肩部肌肉记忆解决了，辅以恢复颈部肌肉记忆，椎体骨骼矫正，颈椎的问题就会得到很大的改善。

颈椎病的调理手法

1. 重灸：大椎、肩井

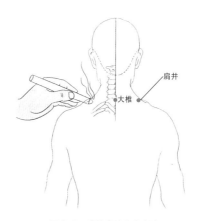

图 7-2　颈椎病的艾灸方法

2. 针灸：合谷、肩井、风池、曲池

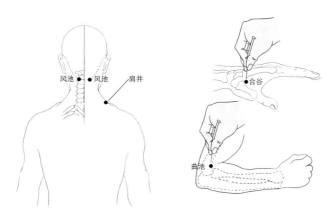

图 7-3　颈椎病的针灸方法

3. 手法

方法一：一只手握住另一只手，牵引手腕（左右手均可）。像拉一根皮筋一样，慢慢拉开，放松手腕关节。反复几次，手腕完全牵引开后，做最大曲度的转动。

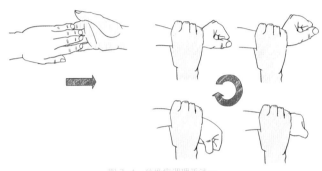

图 7-4　颈椎病调理手法一

方法二：牵引中指，像拉皮筋一样，慢慢拉开。放松中指关节，然后捏住中指指根轻轻旋转，同时转动脖子。

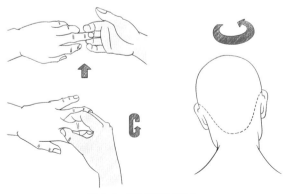

图 7-5　颈椎病调理手法二

方法三：用力点按中指的根部和两侧，或者拿一支笔，在中指根部的四周用力转动，找到痛点，逐一按揉。

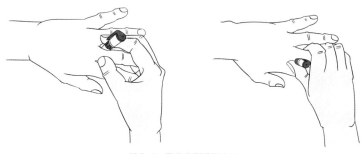

图7-6 颈椎病调理手法三

颈椎病是临床常见的疾病，防治宜尽早，日常保健可以采用以上方法进行调理，避免错误的坐卧姿势，放松心情，颈椎病症状将会得到明显改善。

第八章

腰椎间盘突出症

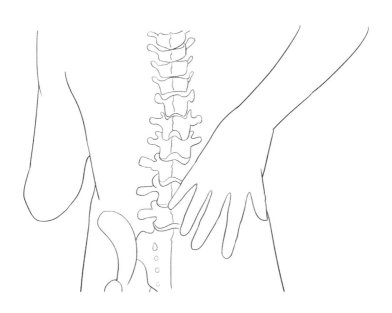

国家卫健委数据显示，2015 年中国腰椎病患者已突破 2
亿人，发病率仅次于感冒，成年人颈椎、腰椎病发病率分别
是 30%、80%。20~35 岁的年轻人中，腰椎病发病率越来越高。
从前患者多为 30~60 岁的中老年人，但目前 20~40 岁的患者
占到了 64% 以上，近年来愈发呈现年轻化趋势。

案例 1：瘫痪近二十年，她又重新站了起来

2013 年，笔者接待了一名 58 岁的来自鄂尔多斯的患者，
因为腰痛瘫痪了近二十年。据介绍，由于婴幼儿时期不正确
的坐卧姿势，导致儿时的她脊柱发生了变形，成年之后愈加
严重，不到 40 岁彻底瘫痪，但因当时家庭经济情况，未能及
时救治。

后来鄂尔多斯发现煤矿，经济迅速发展，她们家也富裕
起来，儿女们开始张罗为她治疗，当地医院检查后，医生会
诊认为，患者脊柱变形严重，已经失去手术的可能性，建议
保守治疗。九年后，他们又到北京求医，结果医生一检查，
脊柱已经严重畸形，没有手术的可能。这个结果让她们全家

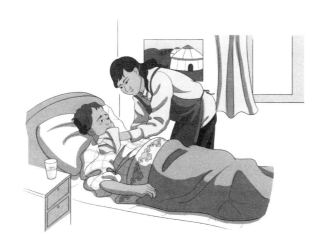

图 8-1 孩子们轮番照料瘫痪的母亲

人都很郁闷，走投无路之下，恰巧遇到了笔者之前的患者（某三甲医院的领导），该患者的腰椎间盘突出症正是由笔者调理康复的，因此他推荐她们到笔者这里来试一试。

介绍人电话预约时没有具体描述病情，只是说患者有腰椎间盘突出症，问几天能见效。以笔者的经验，一般调理腰椎间盘突出症一天就有效。保守起见，笔者告知对方大概三天。就这样，患者一家人推着轮椅来了，一进门就问："三天能见效？""没问题。"笔者回复。结果当患者往理疗床上一趴，笔者顿时傻眼了：患者腰部反弓高出约 8 厘米，整个小腿肌肉和神经全部萎缩。笔者心想，这情况要三天见效不是开玩笑吗？

第一天调理完，一点儿效果也没有。第二天还是没有改善。患者家人问："您看这还有得治吗？"其实，他们看到笔者确实在尽全力调理，就算第三天还是没有起色，他们也是可以理解的，毕竟患者瘫痪了快二十年。但笔者还是不想放弃。直到第三天治完，患者试着下地，居然能慢慢走几步了。她儿子马上高兴地给家里人打电话："咱妈能走路了！"而电话那头却很漠然，亲友们全都不敢相信："不可能！除非你遇到神仙了。"

患者自述

我不到 40 岁就彻底瘫倒在床了，这一躺就是近二十年。孩子们到处为我寻医问药，钱花了不少，病却越来越重了。2013 年我跟着孩子到北京，去了好多医院，都说没得治，后经人介绍来到蒋老师这儿，一见蒋老师，发现他这么年轻，我是有点儿怀疑的。毕竟这么多大医院的专家都没有办法，一个年轻人居然说三天就能有效？但既然来了，我们还是决定试试。

前两天基本没有什么变化。没想到第三次调理结束，蒋老师鼓励我下地试着行走，我当时是一步都不敢迈呀，他说："不怕，相信自己，走走看。"我慢慢迈出了第一步。"继续走。"第二步，第三步……虽然步履有些蹒跚，但终于能走了。快

20 年了，我终于能下地走路了，我的腿可以用了！顿时我泪流满面，感谢蒋老师！

案例 2：猫哥的故事

2009 年某日，我的两个老乡来北京看笔者，晚上到家里小聚，电话铃响起。

"喂？蒋老师，在干吗呢？"是著名导演叶导的电话。

"叶导好，我和朋友在一起聚会呢。"笔者答道。

"别聚了，我哥腰疼得厉害，快点儿来。"

"不好意思啊，叶导，我正在陪朋友。明儿一大早我过去。"

"我大哥猫哥腰不能动了，赶紧来吧。"他操着北京口音有点儿不悦。

叶导口中的大哥，被京圈尊称为猫哥。据说他生性耿直，为人仗义。

"哎呀，实在抱歉，这么晚了，我几个朋友特意大老远过来看我，实在不好意思。"笔者忙答道。

"好吧，那就明天吧。"他挂了电话。

次日上午，笔者见到了传说中的猫哥。

"蒋老师，你知道吗！"猫哥一见面就赶紧说，"昨天叶导给你打完电话，我就去睡觉，从一楼爬到二楼，用了差不多一小时。"

"最后躺到床上时，衣服都湿透了。"他又补充说，"太疼了。"

说实话，笔者头天并不知道他的病情那么严重，否则肯定过来帮他。

半小时后笔者调理完毕。

"好了，猫哥。起来活动活动。"

"啊？"他有点不敢相信，"这就好了？"

他起来走动了几步，左右转动了一下身体，兴奋地竖起了大拇指。

患者自述

腰疼是我的老毛病，以前也经常正骨，好一阵坏一阵，一直没有太上心，想着以后有时间再调理，直到有一天忽然疼得不行，可以说是寸步难行了。正好弟弟叶导说认识个好大夫蒋老师，马上帮我联系。蒋老师为我调理，做手法、针灸和药灸，很快我就感到腰部舒缓了很多，他的方法跟普通的正骨治腰不一样，半小时左右，调理结束。我下地一活动，居然完全不疼了，太棒了！

不同维度对腰椎间盘突出症的认知

第一维度：西医学范畴对腰椎间盘突出症的认知。

腰椎间盘突出症是腰椎间盘各部分（髓核、纤维环及软骨板）在不同程度退行性病变后，又在外界因素作用下，使纤维环破裂，髓核从破裂处突出而致相邻部位受刺激或压迫，从而使腰腿产生一系列疼痛、麻木、酸胀等临床症状，发病早期可表现为患者在站立或步行等直立体位时，出现腰痛和坐骨神经痛。临床医生通常会对患者进行体格检查[①]、影像学检查以及电生理等特殊检查，多采用非手术治疗方法；对于症状较轻、病程较短的患者对于非手术治疗无效者，可以根据病情考虑进行脊柱微创技术治疗，尤其是经皮脊柱内镜治疗。而对于部分病情严重、无微创技术治疗适应证的患者，可以考虑开放手术治疗。开放手术治疗包括：脊柱内镜下椎间盘髓核摘除术，单纯椎板间开窗髓核摘除术，半椎板切除术，全椎板切除术，椎间融合术等。

第二维度：外在因素对于身体的影响。

腰椎间盘突出症多为外力引起，主要有以下几类：1. 重体力或处于颠簸状态的工作；2. 持续坐位（或站立）或频繁弯腰；3. 睡眠姿势不良；4. 不良的生活习惯；5. 长期受凉；6. 急性外伤或有腰伤史。

第三维度：中医学范畴对腰椎间盘突出症的认知。

腰椎间盘突出症在中医学属于"腰痛""痹证"范畴。

---

① 体格检查指对人体形态结构和机能发展水平进行检测和计量。其内容包括：1. 运动史和疾病史；2. 形态指标测量；3. 生理机能测试；4. 身体成分测定；5. 特殊检查（化验、X 光、心电、脑电、肌电、超声心动、肌肉针刺活检等）。

主因多由肾虚或风、寒、湿邪侵袭肌表，流注经络，或因跌仆损伤，瘀血内停，经络闭阻，气血运行不畅而致。常用辨证分型分为四种：血瘀气滞证、寒湿痹阻证、湿热痹阻证、肝肾亏虚证。通常中医学主张采用针灸、推拿，并配合具有活血化瘀、利水消肿、通络化痰等功效的中药进行综合治疗。

第四维度：情志对于腰椎间盘突出症的影响。

科学研究显示，心理及社会因素已经成为腰肌劳损的原因之一。心理上的紧张与不安很容易导致交感神经持续处于兴奋状态，从而使肌肉持续紧张，导致腰痛。

腰椎间盘突出症调理思路

核心：改变肌肉记忆，打通膀胱经，提升脊柱能量。

腰椎间盘突出症不建议直接正骨，而是从调理肌肉入手。颈腰椎问题往往是由于长期不正确的姿势，如久坐、低头或弯腰，导致颈椎、肩部、背部、腰部肌肉受力异常，产生惯性肌肉记忆，造成膀胱经瘀堵。因此要先疏通背部膀胱经，提升背部、腰部肌肉能量，纠正肌肉的错误记忆，恢复其正确姿态与功能，然后正骨，才能达到更好的效果。

腰椎间盘突出症的调理方法

1. 针灸：在后溪、外关、委中，以及后背膀胱经寻找硬节处下针。

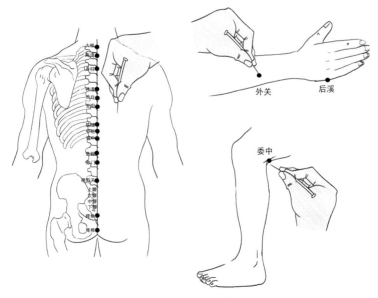

图 8-2 腰椎间盘突出症的针灸方法

2. 艾灸：在脊柱的胸 9、命门和尾椎施灸。

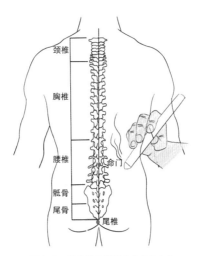

图 8-3 腰椎间盘突出症的艾灸方法

此外，由肾虚引起的腰痛可以用以下方法护理：

方法一：泡脚和锻炼。

①坚持每天晚上泡脚。

②坚持每天站桩 30~45 分钟。

③坚持每天蹲墙功 108 组，或练习爬行功①10 分钟。

方法二：灸肾俞、命门、太溪和三阴交穴位，每日灸 1 次，每穴 20 分钟。

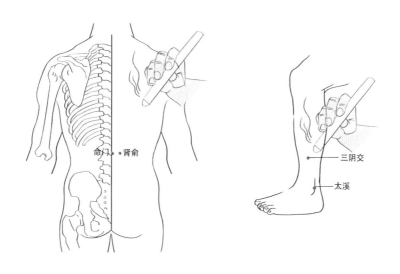

图 8-4　补肾的针灸方法

---

① 双腿分开蹲下，双手自然前倾，身体趴下，头部最大幅度抬起，臀部使劲儿下压，避免撅起，之后开始向前呈"左手前爬、左脚跟上，右手前爬、右脚跟上"的节奏循环爬行。

腰椎间盘突出症单纯调理骨头效果不会明显，需要改变腰背部肌肉记忆，疏通膀胱经，提升脊柱的能量。注意避免久坐、弯腰及重体力劳动。每天坚持泡脚、练习站桩及蹲墙功。经过一段时间，症状将会有很大缓解。

第九章

关于肺栓塞的思考

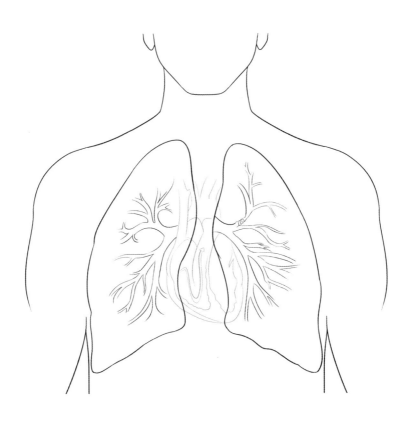

2020 年 11 月，济南某 36 岁知名主持人突发肺栓塞，经抢救无效不幸去世，此事在当地引起不小反响。2018 年，专业医学信息服务平台医脉通称，国家呼吸疾病临床研究中心、北京协和医学院校长王辰院士曾对 2007—2016 年 90 家医院的数据进行分析发现，这十年来，肺栓塞的住院率（伴或不伴深静脉血栓形成）从 1.2/10 万增加到 7.1/10 万，增加了 6 倍。在欧洲，每年因静脉血栓栓塞症（包括深静脉血栓形成和肺栓塞）死亡的人数，超过了当年艾滋病、乳腺癌、前列腺癌以及交通事故的死亡人数之和。

案例：TTM[①] 不会说谎

笔者的好友胡总是一家大型国有基金公司的负责人，他专注于高科技领域的投资，调配的资金少则数亿，多则上百

---

① TTM 是指热断层扫描技术，是一种全新的影像技术，通过全身断层的扫描，检测人体细胞群的代谢热变化，同时可检测该细胞群与其他组织及脏器之间的细胞代谢热变化。TTM 可用来诊断和治疗疾病，特点是安全、无创、诊断准确率高。

亿，每个决策都如同在悬崖上走钢丝，其肩负的压力可想而知。他经常会来找笔者聊天，也算是一种解压方式。

　　三年前秋天的一个下午，他来找笔者，边喝茶边聊天。

　　"您调理过肺栓塞吗？"胡总突然问。

　　"没有。"笔者其实早已看出他有事儿，平静地回答。

　　"前段时间我去刘教授那里做了 TTM。"过了一会儿，他像是自言自语，"结果出来后，主治医生对报告进行分析，说有非常严重的瘀堵，叮嘱我尽快住院治疗。"

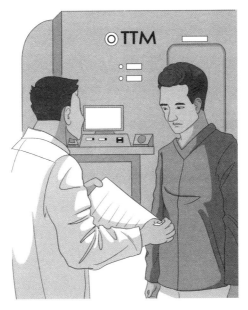

图 9-1　胡总看到检验报告蒙了

"虽然没做过这方面的调理。但关于肺部疾病的病案经手不少。"笔者放下茶杯说，"你这瘀堵可不是小问题啊。"

他抬起头，表情很复杂，一会儿摇头一会儿点头。过了好大一会儿，他说："要不您帮我调理看看吧，我对您还是比较有信心的。如果不行，我再去医院。"笔者应道："行，先调理七天看效果。"

接下来他每天都来调理。但第六天他没有过来，而是电话邀请笔者到了刘教授那里做 TTM，结果出来，肺栓塞瘀堵全部没有了，以至于复检大夫一直追着笔者问这么短时间是怎么做到的。

患者主述

工作强度大、失眠、压力长期与我为伴，令我不堪重负。

当拿到 TTM 肺栓塞的检测报告时，我其实并没有感到特别震惊，似乎内心深处知道：每天这么煎熬，身体出毛病是早晚的事儿。但是，检查的医生告诉我，肺栓塞非常严重，要引起重视。我一下子紧张了，这时我有两个选择：一是选择西医，常规会采取溶栓、抗凝或手术；二是选择中医，我首先想到的是蒋老师，我和他是很好的朋友，在他那里见证了太多的医学奇迹。

我找到他说明情况后，他告诉我没治过肺栓塞，我顿时心里一紧，但随即他又说，中医思维是整体思考，病有千万种，如果找对了病症背后的致病原因，万变不离其宗。他说可以试试，我于是开始接受调理，考虑实在不行再去医院接受治疗。

不过调理过程中我心里还是有些小嘀咕："这么重的情况，外治方法七天内能调理好肺里的栓塞吗？"到第六天我实在按捺不住，拉着蒋老师跑到医院做了肺部复查，想看看究竟跟之前有没有变化。报告出来，我简直不敢相信，连医生都震惊了。庆幸我当时的选择，太感谢蒋老师了。

不同维度对肺栓塞的认知

第一维度：西医学范畴对肺栓塞的认知。

肺栓塞（PE）是以各种栓子阻塞肺动脉系统引起肺循环障碍的临床和病理生理综合征，包括肺血栓栓塞症（PTE）、脂肪栓塞综合征、羊水栓塞、空气栓塞等。肺血栓栓塞症常见临床表现为：1.呼吸困难，活动后更明显；2.胸痛：多为突发，咳嗽时症状加重；3.晕厥：可为肺血栓栓塞症的唯一或首发症状；4.烦躁不安、惊恐甚至濒死感；5.咯血：常为小量咯血，大咯血少见；6.咳嗽：多为干咳，或有少量白痰，也可伴有喘息。当肺栓塞引起肺梗死时可出现"PI 三联征"，即胸痛、咯血、呼吸困难。

针对肺栓塞患者，及时有效的治疗至关重要。通常，医生会根据患者病情严重程度制定个性化治疗方案，其中药物治疗是肺栓塞的基本治疗手段，一般分为抗凝、溶栓和病因治疗等。

第二维度：外在因素对于身体的影响。

肺栓塞形成的外在原因比较多，归纳起来有以下4种情况。

1. 长期吸烟

过度吸烟会影响肺的正常呼吸功能，导致肺的通气功能下降，易形成肺栓塞。

2. 体重超标

互联网医疗平台好大夫在线数据显示，超过标准体重20%的人群，患栓塞病的概率会增加。超过标准体重20%的人群，患栓塞病的概率会增加。因为超重人群通常会伴有高血压、高血脂、冠心病等基础疾病，血液呈高凝状态，且超重人群一般也缺乏运动，下肢血液回流较普通人更差，更容易导致下肢静脉血栓的形成。因此，超重人群常常是肺栓塞的高发人群。

3. 创伤

15%的创伤患者并发肺栓塞，其中胫骨、骨盆、脊柱骨折常易发生肺栓塞；此外，软组织损伤和大面积烧伤也可并发肺栓塞。

4. 久坐不动或卧床不起

久坐久卧，下肢长时间不活动，血液循环停滞，容易形成腿部血栓，血栓沿静脉进入肺部，将直接导致肺栓塞。

第三维度：中医学范畴对肺栓塞的认知。

目前，肺栓塞没有统一的中医病名及证型。通常情况下，肺栓塞因临床表现不同归属于"喘证""胸痹""厥证""胸痛"等范畴。常由多种疾患引起，病因复杂，有外感、内伤两大类。外感为六淫外邪侵袭肺系，内伤为痰浊内蕴、情志失调、久病劳欲等。

该病是以呼吸困难、短促急迫，甚至张口抬肩、鼻翼扇动、不能平卧为主症的疾病。其症状轻重不一，轻者仅表现为呼吸困难，不能平卧；重者稍动则喘息不已，甚则张口抬肩，鼻翼扇动；严重者则喘促持续不解，烦躁不安，面青唇紫，肢冷，汗出如珠，脉浮大无根，发为喘脱。

第四维度：情志对于肺栓塞的影响。

忧伤肺，这个"忧"其实是压力的一种情绪体现，现代人有个口头禅——"压力山大"，如果长时间处于焦虑、高压状态，对五脏六腑尤其是肺影响较大。过多的压力激素皮质醇可能会引起如呼吸急促、心律失常、高血压、脑卒中、哮喘、肺栓塞等一系列问题。一般而言，引起压力的原因大致分为四类：生活事件、挫折、心理冲突和不合理的认知。压力是生活的一部分，适当的压力会成为动力，但如果过量，或者长期不能疏解，人体健康的"弹簧"就会被撑坏或压坏，最后失去平衡，无法回到正常状态。

肺栓塞调理思路

核心：主降大肠气，辅以活血化瘀。

肺栓塞与压力、焦虑、抑郁情绪和人体气机升降失调有关，建议通过调肠气，顺肺气，疏肝固肾，实现气机下行通道顺畅。下降通道中大肠是开关式枢纽，只要大肠气降下去了，同时放松心情，缓解压力，就能从根本上解决肺栓塞的问题。

肺栓塞的调理方法

1.艾灸：重灸膻中、神阙、关元、大椎、肺俞，以及肺部栓塞点。

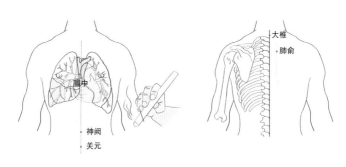

图9-2　肺栓塞的艾灸方法

2.针刺：双侧大鱼际、小鱼际、合谷、足三里、三阴交。

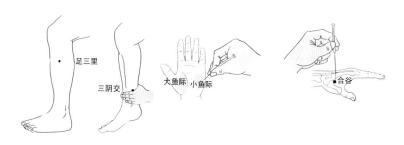

图 9-3 肺栓塞的针刺方法

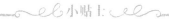

小贴士

1.经常运动，避免长时间卧床或静坐，长途旅行要注意定时停下来进行适当活动。

2.保持心情愉悦，不要给自己太大压力。

3.关注大便情况，看看是否便秘。

第十章

关于肠息肉的思考

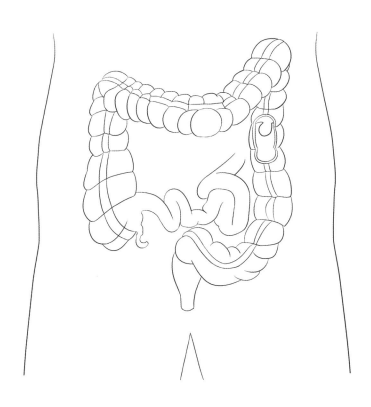

肠息肉的发生率随年龄增加而上升，大约有 30% 的中老年人存在肠息肉，男性多见。肠息肉高发于结肠和直肠，主要分为非腺瘤性和腺瘤性两种。炎症性息肉在炎症治愈后可自行消失；腺瘤性息肉一般不会自行消失，有恶变倾向。

《家庭科学·新健康》（2020 年第 7 期）报道，在消化系统肿瘤中，大肠癌稳居第一位，且发病人群趋于年轻化。大肠癌的发生，80%~95% 是由腺瘤性息肉发展而来。可以说，大肠腺瘤是造成大肠癌的罪魁祸首。

案例：100 多颗肠息肉患者的康复

两年前的某个上午，受广东某大型企业董事长张董之邀，笔者前去为其调理身体，当天调理结束后，张董和笔者商量说：

"能否帮我司机的爱人看看？"

"她是什么情况？"

"肠息肉，而且特别严重，全家人因为她这病着急，情绪特别低落。好不容易把您请了过来，我寻思着也帮帮这小伙子。"张董很不好意思，但又特别诚恳，"她比较要强、敏感，脾气有点儿怪怪的，但对我这个司机特别好。"

"好吧，我看看情况。"

一刻钟不到，小伙子领着他爱人进来了。患者三十多岁，脸色发黑，没有光泽。一看检查报告，笔者吃了一惊：她肠道里竟然密密麻麻布满了大大小小一百多颗息肉，这么严重的肠息肉笔者还是第一次见到。

笔者仔细看完所有的检查报告，带患者进入专门的治疗室。经过笔者的综合针、灸和手法调理，将近一小时，患者

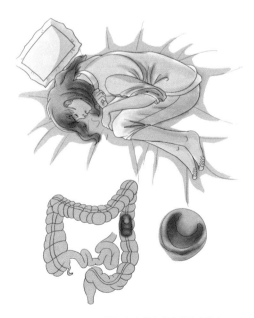

图 10-1 100 多颗肠息肉把人折磨得死去活来

症状有所缓解，蜷缩的身体慢慢舒展开来。结束后笔者嘱咐道，要注意调整情绪，饮食方面戒食生冷辛辣，减少肥甘厚腻食物的摄取。

笔者将后续的调理方案一一交代给患者。三个月后，笔者接到张董司机打来的电话，他爱人的息肉奇迹般消失了，现在她心情很好，气色也好，像变了一个人，他们小夫妻一定要来北京感谢。笔者也很替他们高兴，婉言谢绝，相约下次去广州再聚。

患者自述

我文化程度不高，相貌平平。高中毕业出来打工，然后嫁给了现在的老公，他是个司机，每天早出晚归，周末也很少能陪我。如果是在老家他的收入已经不错了，但在大城市真的很容易让人迷失，尤其我看到周围人穿着光鲜亮丽，出手阔绰，衣食无忧，似乎这种生活唾手可得，可我为什么就得不到呢？这种羡慕嫉妒憋在心里久了，就变成了一股怨气，我开始对老公发无名火，埋怨他没有用。每次发脾气，老公都让着我、顺着我。直到有一天，我腹部出现了异常的疼痛，疼得直冒冷汗。去医院一检查，居然查出有 100 多颗肠息肉。当时我都吓傻了。

医生建议我做手术，但我很害怕，100 多颗息肉要切除，这肠子不会都烂了吧？老公陪我又跑了好几家医院，答复都差不多，最后我坚持选择保守治疗，但情况越来越糟糕，病痛折磨得我几乎要崩溃。

全家人的心都被我的病情牵动着，家里气氛变得很压抑，老公四处托人求医问药，直到经张董引荐遇到蒋老师，我的病才有了转机。蒋老师看过我的报告后，帮我针灸、手法调理，仅一个小时，疼痛感就明显减轻了。更意外的是，他告诉我，不良情绪才是导致我生病的真正原因。我这才意识到自己的问题。为了彻底帮我康复，蒋老师手把手教我们两口子自我调理的具体方法，包括艾灸和手法。我们很认真地做好笔记，并在接下来的日子里严格按照蒋老师的方法和要求去执行。三个月后，我再去检查，简直不敢相信，我完全康复了。

经历了这一切，我越来越懂得珍惜当下和身边人，小日子虽不是大富大贵，但也平平淡淡、和和美美，我很知足。相信我们会越来越好。感恩老公遇到了张董这么好的老板，更要感恩遇到蒋老师，希望我的故事可以帮到更多患者走出阴霾。

不同维度对肠息肉的认知

第一维度：西医学范畴对肠息肉的认知。

肠息肉泛指直肠黏膜表面向肠腔突出的隆起性病变，从病理上来看，其内容不一，有的是良性肿瘤，有的是炎症增生的后果。但由于肉眼看来大体相似，因此这一含意笼统不清的病名"息肉"一直被习惯采用。直肠是息肉常见的所在，更由于易于发现和处理，因而受人重视。大肠息肉常隐匿起病。常见信号主要有四个：1. 大便带血；2. 大便习惯和性状改变；3. 便秘和腹泻；4. 腹痛。

如果出现以上一个或多个症状，就需要引起重视了。西医学一般通过肛指检查、大便隐血试验、纤维肠镜检查、X线钡剂灌肠、病理切片来确定息肉的数量、形状、位置以及性质，进而对症治疗，最普遍的治疗方式是内镜下息肉摘除术。

第二维度：外在因素对于身体的影响。

肠息肉形成的外在原因比较多，多为不良生活习惯引起，归纳起来有以下四种情况。

1. 饮食问题

研究表明，高脂饮食是大肠息肉发病的危险因素。因为油脂促进机体胆汁分泌，胆汁在肠道菌群的作用下转变成次级胆酸，该物质对结肠隐窝上皮细胞有细胞毒作用，致使结肠上皮细胞受损并过度增生，逐渐形成结肠息肉。此外，被污染的食物，如被污染的水、农作物、家禽鱼蛋、发霉的食品，或过咸过辣的食物，也不利于肠道健康，建议吃绿色有机食品，防止病从口入。

2. 长期吸烟或饮酒

长期吸烟或饮酒容易对肠道造成持续性的刺激从而诱发

肠息肉，亦是诱发癌症的重要因素。

3. 不良休息习惯

生活习惯不规律，如彻夜唱卡拉 OK、打麻将等，都会影响身体健康，增加患肠息肉的风险。

4. 久坐不动

多运动可增加肠道蠕动。研究表明，每周坚持体育锻炼 ≥ 4 次能够降低大肠息肉的发病风险。因此，建议选择散步、快走、慢跑、打太极、游泳等有氧运动，坚持每周至少 3~5 次运动，每次运动不少于 30 分钟。

第三维度：中医学范畴对肠息肉的认知。

肠息肉属于中医学"肠癖""肠覃""泄泻""便血"等病证范畴。其病因多为恣食肥甘，过食辛辣生冷，损伤脾胃而正气不足，风邪、寒气、湿热、热毒等积于肠道，肠道气机不利，经络阻滞，恶毒之物随之而生。临床证候可分为湿瘀阻滞证、肠道湿热证、气滞血瘀证和脾虚夹瘀证四种，可通过活血化瘀、清热解毒、理气化瘀、行气化湿等方法，改变息肉产生的温床，从根源着手治疗肠息肉。

第四维度：情志对于肠息肉的影响。

肠息肉的形成与七情郁结有关，是脏腑功能失调、气血瘀滞的结果。压力以及经常性焦虑、怨恨等不良情绪容易使身体免疫力下降，导致肠道息肉的出现。对于肠息肉患者来说，不良情绪还可能会增加息肉癌变的概率。因此，平时要注意保持良好心情。

肠息肉调理思路

核心：主调大肠，辅以健脾胃、顺肺气

肠息肉的发病原因比较复杂，通常是肠道湿热、气滞血瘀、脾胃正气不足，因此调理的原则是打通五脏六腑气机，使各个器官恢复功能。大肠与肺相表里，小肠与心相表里，因此在探究肠息肉的问题上，要兼顾肺与心的健康状况。"人体新气机升降"理论中，作为大小肠的上级动能脏器，胃的问题不容小觑，大肠气降不下去，与胃和脾动力不足有一定关系，因为下降的气机动能也受上升气机的影响。另外，大肠气降不下去的重要原因是肠道内的有益菌数量不够。通常肠道菌群占人体总菌群的 80% 之多，对于维持人体正常的内环境稳定，具有十分重要的作用。如果肠道菌群出了问题，内环境失衡，健康就会报警。正如笔者在糖尿病章节提到的，调节肠道有益菌并不是靠益生菌来补充的，关键要恢复肠道功能。肠道功能增强了，菌群将会自我修复。

肠息肉的调理方法

1. 调大肠

方案 1：针灸气海、关元、水道、归来、内关、合谷及双侧足三里，胃部不适者增加中脘、下脘。重度便秘者还要重

灸百会、八髎。

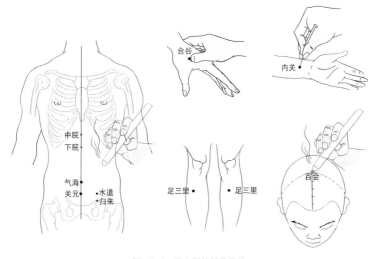

图 10-2　调大肠的针灸方法

方案 2：重灸神阙、关元、大肠俞。

2. 养肺清肺

分别抓三指杭白菊、枸杞、金银花，再加麦冬 3~5 粒，胖大海 1~2 粒，甘草片 3~5 片，加适量冰糖，注水煮沸，每天当茶饮用。

3. 健脾胃

全息调胃疗法：用食指近侧指间关节重按左小臂内侧中间（内关穴上靠近大臂两指），找到痛点后施重力上下推按；接着用大拇指按左手劳宫穴（胃部全息反射点），呈顺时针揉按，经常揉按此处可起到养胃的效果。

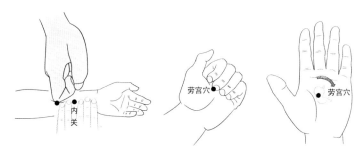

图 10-3　调胃手法

全息调脾疗法：轻轻捏拽左手虎口处的薄皮，找到并揉开痛点。

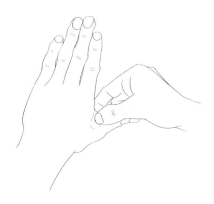

图 10-4　调脾手法

4. 全息调肠道

十指交叉相扣，右手拇指弯曲按压左手，沿着肠道的全息反射区画圈，从无名指指根沿着降结肠、小肠、升结肠、横结肠的顺序在中指指根结束，如此循环。每次顺时针轻揉108 圈。

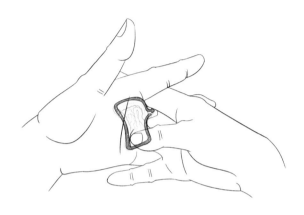

图 10-5　调肠道手法

小贴士

　　手术摘除息肉只是将突出的息肉切除，并未解决根本问题。手术后，肠息肉产生的病因和生长环境依然存在，这也是手术后肠息肉反复发作的原因所在。

　　虽然不是所有的肠息肉都会癌变，但患者需要充分重视，通过积极治疗，改变生活习惯，保持积极乐观的心态，辅以外治手法来调大肠，顺肺健脾，改变肠道环境，从而让身体重回健康。

第十一章

关于牛皮癣的思考

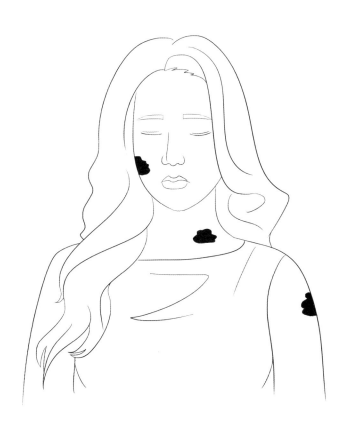

牛皮癣皮损从发生到最后消退大致可分为三个时期：进行期、静止期、退行期。《中国银屑病诊疗指南》（《中华皮肤科》杂志，2018 年 2 月第 51 卷第 2 期）指出，截至 2018 年，我国牛皮癣患者数量约为 600 万以上。在我国，80%~90% 的牛皮癣患者为斑块状银屑病，其中约 30% 的患者属于中重度斑块银屑病。

案例：新疆花季少女被牛皮癣困扰 13 年

几年前某日，有朋友替一位新疆的小牛皮癣患者向笔者求助，因未治疗过类似病案（担心耽误患者病情），故笔者果断拒绝。但他三番五次请求，更是在未打招呼的情况下直接带患者及其母亲来笔者家中求医。笔者非常无奈，只好先了解病情再做打算。

她们来自新疆，据患者母亲讲，自己年轻时患上了牛皮癣，治了好多年没有好转，又加上症状较轻也没有太当回事儿。女儿降生时一切正常，但从 6 岁起开始身上出现牛皮癣，且面积越来越大、症状越来越重，最终蔓延至全身。做母亲的愧疚感与日俱增，很多个夜晚看到孩子睡着后才敢默默地流泪。"牛皮癣"三个字如一座大山久久压在他们全家人的心上。

孩子很是可怜，从小就跟着家人四处寻医求药，从中医、西医，到蒙医、藏医，再到苗医，调理方法从内服到外洗，从光疗、日光浴到五花八门的药膏，甚至各种民间秘方都尝试过，但没有特别好的效果。小姑娘从 6 岁到 19 岁，被无度治疗摧残得不成样子。最近孩子吃什么吐什么，一开始当胃

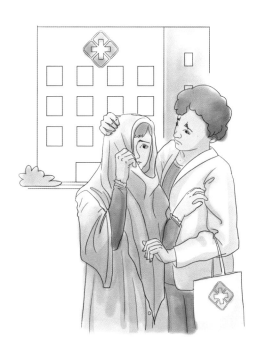

图 11-1　漫漫求医路，小姑娘跟着妈妈东奔西走

病诊治，但看了好久都没有起色。小姑娘模样周正，但脸色极差，167厘米的身高，体重却只有七十多斤。青春期的花季少女，连梦想恋爱的勇气都没有，孩子不堪忍受压力，曾不止一次寻短见。

笔者听完这些心里很难受，坦然告诉她们："虽未治过这种病，但我愿意全力去帮助你们，咱们可以一起试试看。"

征得患者母亲的同意后，笔者开始为孩子调理。牛皮癣的发病原因不明是医学界的共识，有的说是基因突变，有的说是受环境影响，有的说是情绪所致，笔者认为都不尽然。患者全身90%的皮肤（含头部、脸部）有皮损，密密麻麻的像穿了个盔甲，情况严重得让人揪心。

第一天调理花了三个多小时，调理结束后调和药膏，涂在孩子皮肤上，用保鲜膜像包粽子一样一层层包好。第二天她们一进门，母亲抓住笔者的手激动地说道："蒋老师，你是我们的恩人！孩子今天吃饭竟没有吐，而且皮损明显缩小。"笔者听了也很高兴，开始进一步为孩子调理。孩子头上全是牛皮癣，要给她剃光头进行调理，小姑娘哭得死去活来，但为了调理还是剪去了秀发。就这样，她们每天来调理，一共用了13天，患者得以康复。当小姑娘穿着美丽的短裙来感谢笔者时，脸上绽放出属于她这个年龄的灿烂笑容。几年后随访患者病情没有复发。

谢谢蒋叔叔，我重生了。

大概6岁的时候，我的头部开始生出浅浅的皮癣。没想到，它逐渐蔓延，遍布全身，成了缠绕我13年的梦魇，令我痛不欲生。

记得第一次进医院，医生一遍又一遍地查看着我的癣块和检查报告，不时摇着头。妈妈紧紧地抱着我，哭得浑身抽搐。以后的日子里，妈妈每天都在我的身上涂抹各种药膏，还叮嘱我不要抓挠，不能感冒，不能吃海鲜、牛羊肉以及辛辣食品……我身上的癣块逐渐变厚，面积也在慢慢扩大，有时甚至出现红斑，痒得让我忍不住抓挠。

童年时代，我因为这个病变成了怪物，大家都远离我。我总是一个人把自己关在房间里边哭边挠，我痛恨这些"雪花"，想把它们统统撕掉。我害怕夏天，看到别人穿着漂漂亮亮的裙子，我却不敢，那些丑陋的痂块，让我讨厌自己，不再照镜子。6~18岁，我几乎尝试了所有的办法：抹药、激素、中药、光疗、日光疗等，它们中很多对病情是无效的，有些短期会有一些缓解，但随后迎来的是报复性的反弹，情况越来越严重了。十七八岁理应是花一般的年纪，可我的青春却是灰色的、残酷的，世界对我太不公平。好几次我决定放弃自己，远离这个世界，远离这讨厌的"雪花"。

直到 19 岁的那个夏天，一位叔叔把我硬拖到北京的蒋叔叔家，其实开始我并不抱希望。没想到就在当天调理后，我身上盔甲般的硬壳竟奇迹般地开始脱落，而且我吃饭不再想吐了。希望在我内心逐渐升腾，一周后，布满全身的硬痂几乎全部脱落。又过了不到一周，皮肤几乎痊愈，慢慢恢复了光泽。我的感激之情无法言表，蒋叔叔给了我再生的机会。现在我收获了爱情，组建了幸福的小家庭，我将永远铭记这份恩情。

不同维度对牛皮癣的认知

第一维度：西医学范畴对牛皮癣的认知。

牛皮癣即银屑病，是一种慢性、难治且极易复发的免疫性皮肤病，具有一定的遗传性，主要表现为边界清晰、皮肤红斑和斑块，上覆银白色鳞屑。虽然俗名中带一个"癣"字，但其实并非由真菌感染引起，所以与头癣、足癣的"癣"并不相同。根据临床表现，可分为寻常型银屑病、关节病型银屑病、脓疱型银屑病、红皮病型银屑病。不同分型的表现有所差异，医生会选择不同的治疗方案，但各个类型的银屑病可能会互相转化。

牛皮癣主要表现为边界清晰的红斑、丘疹、斑块等，上覆银白色鳞屑，伴有明显的瘙痒，常见于躯干、四肢伸面和头皮部位。部分患者有关节疼痛，咽痛，指甲、趾甲损害等表现。本病有冬重夏轻的特点，即随着天气变暖，症状可改善。牛皮癣的具体病因尚不清楚，但多与机体免疫相关。目前认为与遗传因素、免疫因素、感染因素、内分泌因素、精神因素、生活习惯、药物因素、环境因素等多因素相关。

第二维度：外在因素对身体的影响。

诱发牛皮癣形成的外在原因比较多，一般可能是外伤、晒伤、接触性皮炎等。

第三维度：中医学范畴对牛皮癣的认知。

中医学称牛皮癣为白疕，是一种以红斑、丘疹、鳞屑损害为主要表现的慢性复发性炎症性皮肤病。它又有"松皮癣""干癣"等病名，以"肤如疹疥，色白而痒，搔起白皮"得名。本病多因营血亏损，血热内蕴，化燥生风，肌肤失养而成。

在人体正气不足、卫外功能失调时，六邪袭入肌表，如未及时防护，经年累月深入脏腑经络，最终耗其元气。肺主营卫，肺气虚弱，则营卫功能减弱，不能抵御风邪入侵。肝为木器，主动属风，风邪入侵，会直接侵袭肝脏，加强肝阳之亢盛，进一步造成肝脏阴阳不平衡，耗伤肝阴，加重肝阴亏虚的症状。病案中患者的病情时好时坏，就是没有真正找到病根，只在"症"上反复。

中医学将白疕分为血瘀型、血热型、毒盛型、湿热型、痹证型五种。患者普遍存在血热、血燥、血瘀等症状，其病位在肝。

很多牛皮癣患者感冒时会诱发或加重症状。这是因为肺主呼吸之气，即全身的气均由肺主持和管理。人一旦患有感冒、咳嗽，甚至是扁桃体发炎均会影响到肺的宣发肃降功能。而肺属金，肝属木，金克木，肺对肝有克制作用，肺气虚弱则克制能力降低，肝气则过旺。这就证明，牛皮癣的发病跟肝脏有着密切联系。

第四维度：情志对身体的影响。

患者病情反复，心理压力过大。人的皮肤是心理活动的表达器官之一，精神过度紧张是牛皮癣发病甚至恶化的一个不可忽视的诱因。这是因为，压力过大、精神过度紧张会导致内分泌紊乱，损害机体的免疫防御系统以及造成酶的代谢紊乱，从而诱发牛皮癣。临床报告显示，部分患者正是在处于压力骤增或长期压力后罹患不同程度的牛皮癣，这种精神压力可使疾病恶化并形成恶性循环。

牛皮癣调理思路

核心：从调理免疫系统（肠道）与神经系统着手

人体内有三个最重要的生理功能调节系统，分别是神经系统、内分泌系统和免疫系统，它们之间相互调节，共同维持机体的正常运转与平衡。

针对牛皮癣的发病原因，笔者认为是免疫系统和神经系统问题。人体神经系统对牛皮癣的发展有一定影响，主要体现在由于心理压力过大而释放的神经递质，影响身体的皮肤部分。人处于心理应激状态时，下丘脑—垂体—肾上腺轴会发生功能性改变，引起促肾上腺皮质释放。同时，精神紧张可以使皮肤的感觉神经末梢释放 P 物质、血管活性肠肽、降钙素基因相关肽、神经生长因子、垂体腺苷酸环化酶激活多肽等神经多肽及其相应受体，引起神经源性炎症。

神经系统通过脊柱的支持为人体传递一个个行动指令，脊柱是架接神经系统的桥梁，是神经通路的主干道。若把人体看作一座城市，把神经网络看作电网，那么脊柱就是发电厂的发电机组，机组与无数电网有序连接，深入城市各个区域，为整个城市供电。因此，改善人体神经系统，必须从调节脊柱开始，这也是干预牛皮癣首先要从调理脊柱着手的原因。

牛皮癣与免疫系统关系密不可分。机体免疫系统能发现并清除异物、外来病原微生物等，是机体保护自身的防御性结构。牛皮癣是一种慢性、炎症性皮肤病，对机体的伤害超过了机体自主的免疫能力，因而才会出现牛皮癣的一系列症状。大家知道，人体最大的免疫器官就是肠道，肠道健康与免疫力的强弱息息相关。从这个角度出发，调理肠道，实现肠道健康，是缓解、治疗牛皮癣的关键所在。

牛皮癣的调理手法

第一，重灸百会及整个脊柱。

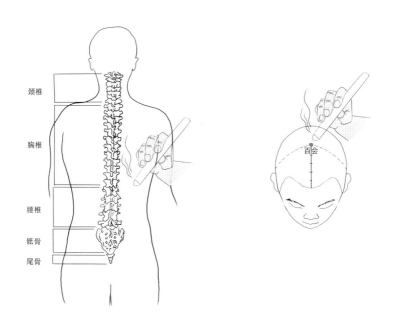

颈椎

胸椎

腰椎

骶骨

尾骨

百会

图 11-7 牛皮癣的艾灸方法

第二，大椎刺血，并用力重刮十二正经 [1] 躯干部分
穴位。

———————————

[1] 指肝经、肾经、脾经、肺经、胃经、胆经、膀胱经、大肠经、三焦经、
小肠经、心包经、心经。

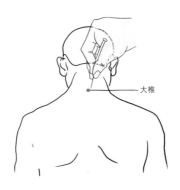

图 11-3 大椎刺血示意图

第三，调大肠。重灸大肠俞、神阙、关元。

牛皮癣是一个慢性病，生活中各种不良因素均会影响病情。因此，养成良好生活习惯、规律作息、保持个人卫生、避免不良情绪等，对减轻症状、缓解病情、促进皮损康复可以起到一定的积极作用。综合上述方法，通过认真调理，牛皮癣可得到良好改善。

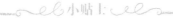

小贴士

1. 日常保持健康的饮食、运动、睡眠、卫生习惯，劳逸结合，避免劳累。

2. 注意皮肤清洁，可适当涂抹润肤霜保持皮肤湿润，以维持良好的皮肤屏障功能。

3. 尽量控制情绪，保持心情平静。

第十二章
关于抑郁问题的思考

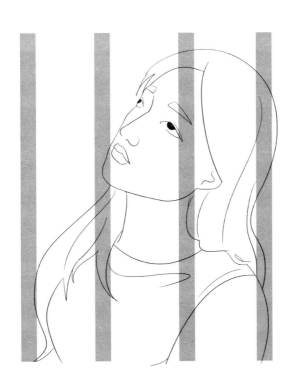

世界卫生组织数据显示，2005 年至 2015 年，全球抑郁症确诊人数增加了 18.4%，而同期世界人口增长只有 12.7%。根据 2019 年国家卫健委数据显示，我国抑郁症患病率呈上升趋势，抑郁症 12 月患病率达到 2.1%，终身患病率达 3.4%。越来越多的人因此偏离了生活轨道，甚至丧命，包括诺贝尔文学奖的获得者川端康成、海明威和影视巨星张国荣。

2017 年第十次全国心理卫生学术大会上公布的数据显示，在中国 13 亿多人口中，患有严重精神和心理障碍疾病的患者达 1,600 多万人。患有不同程度精神或心理障碍，需要专业人员干预的人数则更多，约达 1.9 亿人，也就是说，每 10 人中至少有 1 人存在心理问题，需要心理辅导。

案例：从不想活到能照顾母亲

多年前在一次朋友聚会上，笔者认识了一位餐饮界的大佬。他 17 岁孤身一人去新疆打工，从最底层洗盘子、打零工开始，最后拥有了自己的餐饮王国，连锁店遍布全国。有一天，他打电话向笔者求助，原来他姐姐患了很严重的抑郁症。

早年间，姐姐随他一起去新疆打拼，后来生意越来越红火，但姐姐却得了抑郁症。他觉得不可思议，姐姐一向是个非常阳光的人，她会不会是累着了，休息一段时间就好了呢？因此并未太在意。后来姐夫告诉他，姐姐已经有自杀的举动，万幸被救了下来，他才意识到问题的严重性。于是，他立刻放下手头的工作赶赴新疆。没想到在回新疆的路上，姐姐又自杀了一次，全家人为此心急如焚。

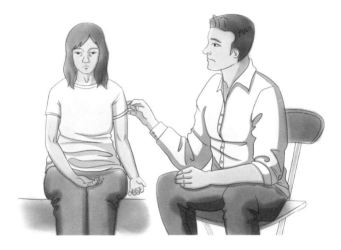

图 12-1　全家人都因姐姐的病情不知所措

这位朋友之前经常来找笔者喝茶，目睹过笔者帮助一些疑难杂症患者康复的过程。因此，当看到姐姐的状态后，他第一时间给笔者打了电话，恳请笔者一定要帮帮他，挂了电话他就动身带姐姐来北京。第二天，他们很早就到了。这位女士整个人几乎瘦到皮包骨，无精打采，面容呆滞。笔者在问诊时，她几乎没有任何反应，似乎屏蔽掉整个外部世界。家人与她说话她也闭口不言，因此有些病情只好由家人代为叙述。

笔者依据患者情绪低落、思维迟缓和运动抑制等因素判断她的抑郁症的确很严重，稍做准备就开始为她调理。前两天她一直闭口不言，直到第三天，她终于开口说话了，晚上也能睡着了。经过连续 13 天的治疗，患者吃饭和睡眠基本恢复正常，体重增加了几斤，面色也红润起来，开始愿意与他人互动了。看到这些转变，家人都非常高兴，心里的石头终于落地了。

后来，她回到新疆，回归了正常的工作、生活。来年春天，餐饮老板九十多岁的母亲全身浮肿，多家医院治疗无效后，他抑郁症康复的姐姐积极游说老人来笔者这里调理，并主动承担起老人的陪护工作。

在笔者给老人调理的过程中，他姐姐展现出了非常积极阳光的状态，笔者也顺便给她做了回访，她说经过之前的调理，抑郁症没再复发过。没过多久，她母亲的水肿问题也好了。

患者主述

没有患过抑郁症的人永远不知道那种在黑暗中爬不出来

的痛苦和无助。我现在一直在回忆自己是怎么得的抑郁症。一开始跟着弟弟闯新疆时，我们真的是拼了命。当时年轻，觉得扛得住没问题。哪承想，长期的高强度工作，给我的大脑和身体埋下了巨大隐患。

当时我总想着哪天事业有点儿成绩了，就可以好好休息一下了。可是，生意越做越大，全国开起了连锁店，我的工作繁忙得根本没有喘息的机会。慢慢地，我的睡眠质量越来越差，白天没有精神，身体每况愈下。发展到后期，我开始用安眠药强迫自己睡觉，再后来安眠药都无效了。即使不工作，我的思维也总停不下来，注意力难以集中，心情逐渐消沉，不想跟人沟通，最终被诊断为重度抑郁。

我开始咨询心理医生，服用抗抑郁药物，尝试各种催眠疗法，但效果都不佳，似乎冥冥中有一股可怕的力量在不断吞食我的精气，干扰我的心智，令我生不如死。

我自杀过两次，都被家人救了下来，家人抱着我痛哭，我却对他们说："让我死了吧，活着太受罪了。"

后来，弟弟从北京赶回新疆，要带我去北京找一个老师调理。当时我已经不再抱任何希望。弟弟很心疼我，连哄带骗硬拽着我来了北京，请蒋老师为我调理。我非常怀疑，但又不想太伤弟弟的心，就勉强配合着。没想到，接受蒋老师调理的当晚，我在没有服用任何药物的情况下破天荒地睡了大概7小时，第二天精神状态要比之前好很多。第二天调理完，我一口气就又睡了 7 小时。第三天我看到蒋老师，主动开口跟他说了几句话。在蒋老师的悉心照顾下，我逐渐能吃也能睡，做事也能够集中精神。回到新疆，这几年我的状态都很好，真的非常感恩蒋老师。

不同维度对抑郁问题的认知

第一维度：西医学范畴对抑郁问题的认知。

抑郁症以情绪低落、思维迟缓，以及言语动作减少、迟缓为典型症状。抑郁症严重困扰患者的生活和工作，给家庭和社会带来沉重的负担，约 15% 的抑郁症患者死于自杀。世界卫生组织预计，到 2030 年，抑郁症将位列世界疾病负担之首。引起抑郁症的因素包括：遗传因素、体质因素、中枢神经介质的功能及代谢异常、精神因素等。

北京大学精神卫生研究所副所长周东丰教授说，抑郁症不是一般意义上的心情不好，一个人情绪低落，过两天好了，他就不是抑郁症。[①] 以下 9 项症状中存在 4 项，持续两周以上不能自行缓解，影响到个人的社会功能，如工作能力和学习能力时，可考虑他得了抑郁症：1. 兴趣丧失，无愉快感；2. 精力减退或疲乏感；3. 精神运动性迟滞或激越；4. 自我评价过低、自责，或有内疚感；5. 联想困难或自觉思考能力下降；

① 引自网络平台中医世家网文《正确认识抑郁症——访北京大学精神卫生研究所副所长周东丰教授》。

6. 反复出现想死的念头或有自杀、自伤行为；7. 睡眠障碍，如失眠、早醒，或睡眠过多；8. 食欲降低或体重明显减轻；9. 性欲减退。

除上述症状外，抑郁症还有一些伴随症状。在亚洲特别是中国和日本，大多数抑郁症患者的症状并不表现在情绪方面，而是表现为头痛、头晕、腹胀、心悸、身体疼痛等躯体症状。因此，一些查不出生理原因的躯体症状也应该考虑是否有抑郁症的可能，以免延误治疗。

第二维度：外在因素对于身体的影响。

从外在因素看，抑郁症与不健康的生活方式有关。

1. 熬夜失眠。长期熬夜或患有睡眠障碍的人，不仅有注意力不集中、记忆力减退等表现，还会引起心理障碍和精神疾病，甚至自杀。80%~90% 的焦虑症或抑郁症患者都存在失眠问题。

2. 缺乏运动。运动会使人分泌多巴胺和血清素，有利于调节情绪。但若缺乏运动，这几种物质分泌量就会减少，会让人感到压力大，长时间处于焦虑不安的状态，易诱发抑郁症。

3. 性格因素。过度追求完美、过度敏感或讨好型性格，都容易压抑情绪，增加患抑郁症的概率。

第三维度：中医学范畴对抑郁症的认知。

中医学将抑郁症归入郁病的范畴，郁病主要因为肝失疏泄、脾失健运、心失所养，虽然肝、脾、心三个脏腑皆有相关，但各有侧重。肝气郁结多与气、血、火相关，而食、湿、痰主要关系于脾，心则多表现为虚证，如心神失养、心血不足、心阴亏虚等，也有一些属于正虚邪实，虚实夹杂的证候。郁病初病在气，久病及血，故气滞血瘀的证候在临床上十分常见；郁病日久不愈，往往损及脾、肾，造成阳气不振、精神衰退证候。临床表现为沉默寡言、闷闷不乐、无精打采，同时可能合并胁肋部胀满不适、口干、口苦，同时感觉悲观、无乐观情绪等症状，甚至有时可能产生极端想法，较多患者也可能表现为畏寒、怕冷等一系列症状。

第四维度：情志对于抑郁症的影响。

中医学认为，抑郁症的主要致病因素是"情志失调"。人们七情之怒、恐、喜、忧、思、悲、惊的调节是有一定范围的，肝脏是调节上述情志的总管。正常范围内的调节，对机体的五脏六腑是有益的。但是，一个人若长期郁闷、郁郁寡欢，肝的调节功能异常，肝失疏泄，肝郁化火，肝郁脾虚，这些异常的情志逐渐发展，导致疾病发生。

压力和欲望管理不善，都会给肝脏造成巨大影响，是导致抑郁的关键因素所在。生活中我们在面临学习、工作、考核等某些特定时期的高压时，很容易情绪暴躁祸及肝气。同时，当能力和欲望不能匹配，却又长期执着，比如职位、金钱、爱情求而不得，就会拖累肝气造成肝气郁结，影响情志调节，长此以往，引发抑郁。

抑郁问题调理思路

核心：调理气机升降平衡

中医学所讲的心神与大脑联系紧密，在笔者的"人体新气机升降"理论中，心脏为大脑提供能量，大脑统领身体脏器，为各个脏器赋能，抑郁症是由心脑功能紊乱，肝肾功能不足引起。对于抑郁症而言，心神受损，其原因在于二级动力的肝脏给心脏供能不足，同时胰腺、脾脏也有损伤，而二级动力不足是由一级动能肾气不足引起的。

2022 年 4 月发表在《科学》（*Science*）上的一项最新研究表明，肠道微生物能通过"肠—脑"轴来影响大脑神经生化和行为表型。肠道菌群失调很可能导致抑郁、焦虑和认知功能下降等精神心理疾病。因此根据"人体新气机升降"理论，调理抑郁问题要对大肠、肾、肝、心、脾、脑全方位进行调理。其重点为调肾、肝、脊柱、大肠。

抑郁问题的调理方法

1. 调肾：重灸命门、双侧三阴交。

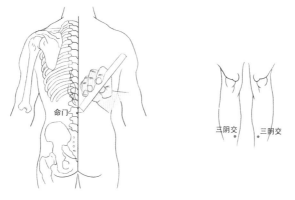

图 12-2　调脊的艾灸方法

2.疏肝：重灸肝俞、三阴交和肝区（右侧肋间）。

3.调脊柱：艾灸整个脊柱。

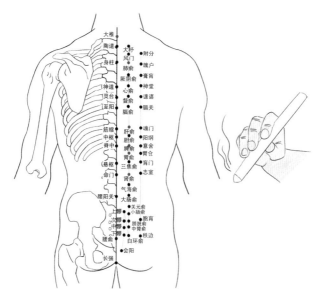

图 12-3　调脊柱的艾灸方法

4. 调大肠：重灸大肠俞、神阙、关元。

　　失眠抑郁可适当服用逍遥丸，平时多听正能量的音乐。每晚 11 点前入睡，可用 "478 呼吸法" 来改善睡眠。"478 呼吸法" 重在调整呼吸：吸气时心里默数 "1，2，3，4"，憋气时心里默数 "1，2，3，4，5，6，7"，呼气时心里默数 "1，2，3，4，5，6，7，8"。如此循环，直至入眠。另外，坚持练习蹲墙功，对增加身体能量有很大帮助。

第十三章

关于淋巴瘤的思考

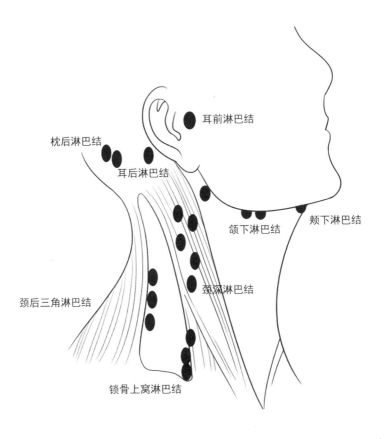

耳前淋巴结

枕后淋巴结

耳后淋巴结

颏下淋巴结

颌下淋巴结

颈后三角淋巴结

颈深淋巴结

锁骨上窝淋巴结

淋巴瘤当前已成为我国不容忽视的公共卫生议题。据生物谷①2019 年统计，我国淋巴瘤发病率约为 6.68/10 万，每年约有 10 万名新发淋巴瘤患者。也就是说，大概每 5 分钟就有 1 人被确诊为淋巴瘤，且发病率逐年提升，并呈年轻化的趋势。

案例：一个月调理，淋巴瘤得到逆转

2009 年夏天的一个下午，阴雨绵绵，天气灰沉沉的。一位五十多岁的患者来到我处，他穿着夹克，一张国字脸，浓浓的眉毛向上挑着，满脸的憔悴仍然掩盖不了军人的刚毅。

他很少说话，不停地抽着烟，笔者给他斟了一杯茶，他掐灭手中的烟，缓缓地说："我不能再走爱人的老路了。"接着又是一阵令人压抑的沉默。

他和爱人风雨同舟十余载，一场重疾让夫妻阴阳两隔。他爱人两年前患了乳腺癌，化疗 6 个疗程，备受折磨，最终

① 生物谷：生物医药新媒体平台。

还是撒手人寰。可悲的是没过多长时间，他又被确诊为霍奇金淋巴瘤 II 期，颈部双侧大大小小的肿块儿清晰可见。

"我爱人被折磨得身体极度虚弱，临终前不吃不喝，瘦得皮包骨头。"这位铁铮铮的汉子努力镇定地叙述着妻子的情况，伤心时几度哽咽，"她有时候疼得床上打滚，后来神志不清到连我都认不出来了。我不想走我爱人的那条路，我想试试中医的方法。"

"您爱人的经历很遗憾，但人死不能复生，请节哀。"笔者安慰他道，"我会尽全力去帮您。癌症也有治愈的可能，但大多数患者认为它是绝症，那在心态上就输了，一定要对自己有信心，不要有太多压力。"笔者跟他讲了情绪、压力

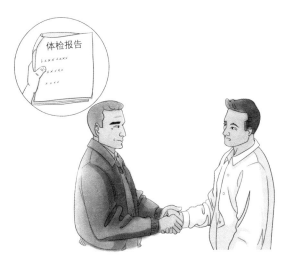

图 13-1 患者看到体检报告，激动地握紧笔者的手

等致癌的原因，对癌症认知的五维模型，以及曾经调理成功的类似案例。他紧皱的眉头渐渐舒展，眼神中也重燃了希望的光，一边听一边频频点头。

"我会慢慢帮您打开心结，但希望您能放下手头的事情，按时来调理。"笔者为他打气。在接下来的日子里，他每天下午 3 点准时来接受调理，在一个月精心调理下，患者的状态越来越好。

几年过去了，他还时不时找我聊天、品茶，定期过来保养身体。想起已逝的妻子，他心里充满遗憾，同时也感叹命运对他的眷顾。

患者主述

2007 年我夫人单位体检，检查出她患了乳腺癌 Ⅲ B 期。我当时想，这应该不是那种特别可怕的癌症，带她去医院复检时，医生告诉我乳腺癌是女性比较常见的肿瘤，积极配合治疗，现在乳腺癌患者 5 年相对生存率为 89.9%。如此，我想夫人应该没有什么问题，相信现代科学，积极地配合医学治疗。

手术过后，医生开始为她进行放化疗，然而夫人的状态，却一天比一天差。一开始我还在极力地宽慰她：要对自己有信心，对现代医疗技术有信心，一切都会好起来的。可是随着化疗持续推进，她的身体每况愈下，癌痛来的时候，除了打哌替啶外已没有任何办法。我只能眼睁睁地看着夫人一天天地瘦下去，形容枯槁。她痛得受不了时，我只能紧紧地抱着她，默默流泪。最后她整个人的状态差到极点：吃不下饭，面色苍白，意识模糊。她遭受了常人无法忍受的痛苦，但最终还是撒手人寰，离我和孩子而去。

中年亡妻，家有未成年的孩子，我的幸福生活一下走入绝境，本想借助酒精缓解悲痛，但看到孩子伤心欲绝的样子，只好将痛苦深深地埋在心里。

然而祸不单行，夫人没走多久，有一天我发现自己右侧脖颈处长了一个硬硬的小块，当时我没在意，以为只是感冒触发了扁桃体发炎。可没过多久，这个肿块越来越大，而且周边也有类似的更小肿块出现。去医院检查，医生说有可能是淋巴瘤。在等待病理检查结果时，突然发现另一侧也有肿块显现。于是，我从医院门诊转入肿瘤科做全面检查，结果如晴天霹雳般令人绝望：霍奇金淋巴瘤 II 期。

我的精神几近崩溃：我不是每年都要做体检吗？怎么就突然癌症晚期了呢？如果我走了，孩子一下成了孤儿，他该怎么办？很多亲戚、朋友都宽慰我，要相信科学，积极面对。家人劝我赶紧办理住院进行治疗。我真的怕了，怕再走夫人的老路。与其痛苦、无望地度过生命最后的日子，还不如什么都不做，等待死亡来临。

但我的孩子怎么办？想浑浑噩噩、得过且过时，我又开始揪心自己未成年的孩子。是的，我不能就这么死去。于是我重新振作起来，开始四处打听，寻找别的可能性。

有一天，朋友向我推荐了蒋老师。第一次见到蒋老师，我愣了：他太年轻了，还是中医？还能调理淋巴瘤？这不是开玩笑吗？蒋老师看出了我的担忧，于是安慰我，并告诉我癌症并没有那么可怕。他非常淡定地为我讲解淋巴瘤的发病原因，并拿出不少以前在调理淋巴瘤方面的成功案例与我分享。记得当时他还讲了很多我从未听过的调理知识，虽然不是全能听懂，但还是选择相信蒋老师——回医院治疗前总得搏一把吧。

我选择了蒋老师，并开始打起精神，每天按时来配合调理。在日后的调理过程中，奇迹出现了。我发现我脖子上的瘤块慢慢变小了，精气神儿也越来越好，整个人的状态较之前有了明显的改善，这彻底燃起了我心中的希望。就这样调理了一个月，颈部的肿块越来越少（轻）了，我紧绷的心终于放了下来。直到拿到医院的体检报告，发现一切指标恢复正常，我才长长舒了口气。如做了一场噩梦，在鬼门关走了一遭，我现在又回来了。谢谢蒋老师给了我新生，若早碰到蒋老师，我与夫人也许就不至于天人相隔。

不同维度对淋巴瘤的认知

第一维度：西医学范畴对淋巴瘤的认知

淋巴瘤，也称淋巴癌，是一种起源于淋巴结和淋巴组织的肿瘤。由于淋巴系统遍布全身，因此淋巴瘤几乎可以出现在身体的任何部位。

淋巴瘤可分为霍奇金淋巴瘤（HL）和非霍奇金淋巴瘤（NHL）两大类，主要表现为无痛性淋巴结肿大，肝脾肿大，全身各组织器官均会受到影响，伴发热、盗汗、消瘦、瘙痒等全身症状。淋巴瘤的细胞形态极其复杂，2008年世界卫生组织淋巴瘤新分类中，有80个亚型。由于病变部位或范围不尽相同，临床表现很不一致，原发部位可在淋巴结，也可在结外的淋巴组织，例如扁桃体、鼻咽部、胃肠道、脾、骨骼或皮肤等。

第二维度：外在因素对于身体的影响。

淋巴瘤的发生和基因突变有关，这类基因被叫作致癌基因。生活中有以下因素会增加淋巴瘤的发生风险。

1. 感染爱泼斯坦巴尔病毒、人类嗜T细胞病毒、幽门螺杆菌等病毒。

2. 用于治疗类风湿关节炎的某些药物，例如氨甲蝶呤，也会增加非霍奇金淋巴瘤的发生风险。移植后长期服用免疫抑制剂的人群，发生淋巴瘤的风险也会明显升高。

3. 核辐射会增加非霍奇金淋巴瘤、白血病、甲状腺癌等癌症的发生风险。

第三维度：中医学范畴对淋巴瘤的认知。

中医经典文献记载"瘰疬""筋瘰""石疽""痰核""恶核""失荣"等，均以淋巴结肿大为主要表现，类似于恶性淋巴瘤。

中医学认为淋巴瘤的病因病机有邪毒、痰凝、郁火等。由于外感寒热邪毒，结滞于体内，热与燥结，寒与痰凝，久而成病。或因忧思悲怒，肝郁气结，生痰化火及气滞血瘀，积而成结。或因饮食失节，损伤脾胃，蕴湿生痰，痰凝成积。本病日久，可致气衰形损，脏腑内虚，肝肾亏损，气血两亏。淋巴瘤患者大多正气内虚，脏腑功能低下，中晚期患者虚损情况更为突出，因此要妥善处理扶正和祛邪的关系，强调整体观念，治疗中注意保护患者的正气，治疗后积极给予扶正治疗，提高机体免疫功能，将有利于取得良好而稳定的疗效。

第四维度：情志对于淋巴瘤的影响。

李开复患淋巴瘤后，在微博上跟网友说"不要压抑情绪，需要发泄，倾诉或哭都不要强制"。恐惧、焦虑、抑郁等负面情绪和过大的压力，会极大地削弱人体的免疫功能，诱导疾患的发生、发展。

人体的内环境与（人体）外环境是直接相通的，精神因素与人体免疫功能密切相关，情绪、心理、心情等精神因素都会对人体内环境产生影响。

精神心理因素主要作用于中枢神经系统。一方面，通过扰乱神经系统引起自主神经和内分泌功能的失调，体内的内环境被打破，机体免疫功能下降，细胞不断变异，大大增加癌细胞出现的概率。另一方面，可影响细胞介导的免疫反应，使T淋巴细胞（T lymphocyte）活性降低，从而对病毒、真菌感染的抵抗力和对肿瘤细胞的监视能力降低，阻碍了淋巴细胞对癌细胞的识别和消灭，使癌细胞突破免疫系统的防御，过度地增殖，无限制地生长，形成肿瘤。

淋巴瘤调理思路

核心：重点疏肝肾、胰腺、大肠和脊柱

脾作为淋巴系统的一部分，有助于免疫防御。来自清华大学免疫学研究所祁海教授课题组、清华大学麦戈文脑科学研究所的钟毅教授与上海科技大学胡霁教授课题组合作在《自然》杂志（Nature，2020，581：204~208）上发表研究文章表明：两个关键大脑区域（杏仁核和下丘脑室旁核），包含连接脾神经的神经元，这些区域是包含心理应激（例如恐惧或威胁情况）反应的主要中枢，在调节神经内分泌激素的产生中有至关重要的作用，例如一条被称为"下丘脑—垂体—肾上腺轴"的通道。中医学有思伤脾的说法，大脑过度思虑会导致脾受伤，进而影响淋巴系统，西医学的上述研究成果也佐证了这个观点。

第二章"人体新气机升降"理论中提及，大脑统领身体脏器，通过脊柱为各个脏器赋能。上升的气机由三级动能构成，肝、胰、脾脏并列为二级动能，如果脾出了问题，也会累及肝脏、

胰脏和肾脏，因此调理淋巴瘤在调理脾脏之时切不可忽略肝脏、胰脏和肾脏，其中重点为肾脏。另外，大肠是负责下降的核心，临床上淋巴瘤患者便秘很常见，因此调理淋巴瘤也要考虑大肠以及肺的因素。中医学有肺与大肠相表里之说。气机升降中还有一个关键要素是脊柱，大脑从通过脊柱传导神经来调节各个脏器，它作为能量传导的重要通道，参与到整个气机升降之中，因此，调理脊柱也是调理淋巴瘤的重要手法。

淋巴瘤的调理方法

1. 用食指近侧指间关节沿着锁骨上缘贴骨按揉，找到痛点，逐一按揉，患者会有酸痛感、刺痛感。逐步慢慢推开。

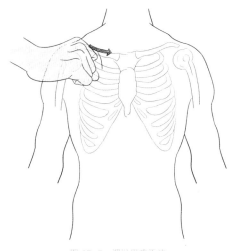

图 13-2 调淋巴瘤手法

2.使用悬灸法重灸淋巴瘤病灶处。人体体表正常情况下能接受的最高温度是45℃，癌细胞最多承受43℃，利用这2℃的温差，可以杀死病灶处的癌细胞。悬灸可以让艾灸条热量垂直进入人体，并向四周呈圆形辐射，配合缓慢小幅度转动艾灸条，可以让病灶受热均匀。

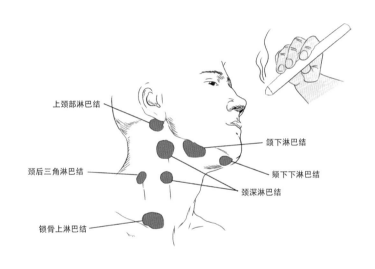

上颈部淋巴结

颌下淋巴结

颏下下淋巴结

颈后三角淋巴结

颈深淋巴结

锁骨上淋巴结

图 13-3 重灸淋巴瘤病灶处

3.重灸大椎、颈椎、命门、三阴交、神阙、关元。

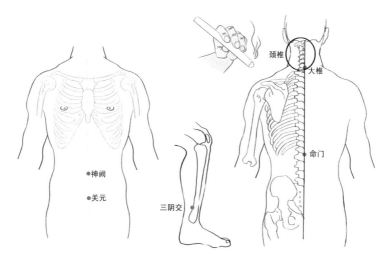

图13-4　淋巴瘤的艾灸方法

4.灸整个脊柱。

淋巴瘤分不同类型，是有治愈的可能性的，一定要积极地治疗，增强信心。通过以上方法，持之以恒，随着人体肝、肾、脾、大肠和脊柱功能恢复，淋巴瘤的问题将会有很大缓解。

第十四章

关于乳腺癌的思考

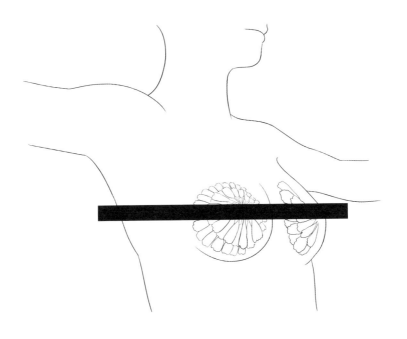

据世界卫生组织国际癌症研究机构 2020 年数据显示，全球乳腺癌确诊人数已超过肺癌，成为全世界最常见的癌症类型之一。流行病学研究表明，2020 年中国女性乳腺癌发病率为 59.0/10 万，死亡率为 16.6/10 万，相较往年均呈显著上升趋势。

不少乳腺癌患者通过积极治疗挽救了生命，却永远失去了乳房或乳腺等器官，身心都受到巨大创伤。

由于惧怕癌症，有的人甚至仅检查出致癌基因，就选择手术切除。比如好莱坞巨星安吉丽娜·朱莉，她并没有患乳腺癌，只因检查出自己携带遗传性 BRCA1 基因突变（西医学认为该基因突变将导致她患乳腺癌的风险增至 87%，患卵巢癌的风险增至 50%），朱莉想到母亲因卵巢癌去世的痛苦经历，37 岁的她毅然选择了切除双侧乳腺、卵巢以及输卵管，将癌症扼杀在摇篮里。因为她不希望孩子像她一样经历失去母亲的痛苦。然而，看似坚强的她，付出的代价却是永远的身体残缺、无限的精神失落。朱莉曾透露，自己需要定期服用激素补充剂以维持体内雌激素的指标正常，防止身体出现男性化特征和内分泌紊乱。

案例：乳腺浸润性导管癌晚期患者的调理过程

2015 年年初，笔者突然接到黑龙江 R 女士的电话，她在电话那头情绪很低落。原来，不久前她发现腋下淋巴肿大，去医院做了淋巴结切除手术，术后切片病理检验确诊为淋巴结转移性低分化腺癌（4/4），当时医生建议立刻手术，然后进行放化疗。

2015 年 1 月下旬，在家人的陪同下，R 女士来到北京。先去医院做了乳腺检查，病理会诊报告显示：结合免疫表型符合乳腺浸润性导管癌 3 级转移。当时她腋下淋巴结手术的伤口还未痊愈，整个人心情很沉重。

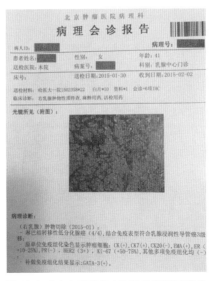

图 14-1　R 女士 2015 年 1 月 30 日病理检查报告

R 女士当时才 40 岁，被诊断为乳腺癌后，连续十多天吃不下饭、排不出便，严重失眠，体重从 90 多斤骤降到 70 多斤，面色晦暗。

第一天调理完，她就慢慢可以吃饭、排便了，睡眠也有好转。历经 9 天，即 2015 年 2 月 7 日，她感觉身体舒服了很多，又去医院复查，2 月 9 日医院报告显示：双乳多发结节，倾向良性。

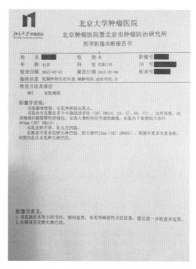

图 14-2　R 女士 2015 年 2 月 7 日医院检查报告

她喜极而泣，给笔者打电话都语无伦次了。为巩固效果，笔者又给她调理了几天，整个调理共 13 天。临走时，笔者提醒她，由于之前淋巴结手术还有伤口，淋巴瘤可能还会复发，要定期做好复查。果然，半年后她的淋巴瘤症状逐渐有所呈现，颈部多个淋巴结肿大。

2015 年夏天，R 女士再次来到北京，又找笔者调理了十几天，再去医院复检，报告显示：其双侧内乳区未见肿大淋巴结。情况基本趋于稳定。

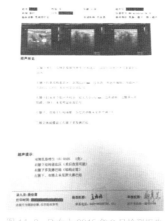

图 14-3　R 女士 2015 年 9 月检测报告

2016 年 9 月，她再次复查，报告显示身体各项指标恢复正常。

患者主述

2010 年家里出现重大变故，导致我几乎崩溃，非常压抑。2014 年夏天的某个晚上，我偶然摸到腋下有一个肉疙瘩，刚开始没太当回事，后来发现它开始变得越来越大，我担心起来。在家人的陪同下，我到市医院检查，医生说这是腋下淋巴肿大，暂时属于良性，但有癌变的风险，建议手术切除。由于担心会癌变，我果断选择了手术。

然而万万没想到，噩梦从此开始。2015年年初复查，我被确诊为淋巴恶性肿瘤，还转移到了乳腺，医生建议我尽快做乳腺切除手术，然后进行放化疗。我顿觉晴天霹雳，又一次被生活击垮。家里人也百思不得其解，不是说只是良性的腋下淋巴肿大，手术切掉就好了，怎么却变成淋巴瘤，还转移到了乳腺？我害怕极了，身边有朋友得过乳腺癌，切掉了乳房，也做了放化疗，治疗过程十分痛苦，最后还是走了。如今我也得了这个病，死亡的恐惧瞬间铺天盖地涌来，怎么办？我陷入了挣扎。

2015年1月，家人陪我来到北京，先去医院做了乳腺检查，报告显示结合免疫表型符合乳腺浸润性导管癌3级转移。后来找到蒋老师，抱着一线希望，我接受了他的调理。第一天调理结束，我就能吃下饭，也能正常排便了，人感觉有点劲了。几天后，身体明显舒服了很多，脸上有了血色。为了验证效果，第九天调理结束后，我去医院复查，报告显示：双乳多发结节，倾向良性。简直不可思议。这一阶段调理结束后，蒋老师提醒我，由于之前淋巴手术还有伤口，可能会存在淋巴瘤复发的风险，要我做好定期复查。果然，半年后我的颈部多个淋巴结肿大，出现了淋巴瘤症状，经过蒋老师再次调理后，我的医学报告显示未见肿大淋巴结。拿到报告那一刻，我们全家都喜极而泣。感谢恩人蒋老师！

不同维度对乳腺癌的认知

第一维度：西医学范畴对乳腺癌的认知。

乳腺癌是乳腺上皮细胞在多种致癌因子的作用下，发生增殖失控的现象。疾病早期常表现为乳房肿块、乳头溢液、腋窝淋巴结肿大等症状，晚期可因癌细胞发生远处转移，出现多器官病变，直接威胁患者的生命。

乳腺是多种内分泌激素的靶器官，其中雌酮及雌二醇与乳腺癌的发病有直接关系。月经初潮年龄早（＜12岁）、绝经年龄晚（＞55岁）、不孕及初次生育年龄晚（＞30岁）、哺乳时间短、停经后进行雌激素替代疗法等，均可增加或延长体内雌激素的暴露，与乳腺癌发病密切相关。此外，遗传因素也是乳腺癌发病的高危因素。

第二维度：外在因素对于身体的影响。

为了美丽，为了颜值，很多女孩子通常陶醉于各种化妆品、护肤品，或是保健品。可是，这些化学药品或食品常成分不明，很可能含有大量激素，长期使用会导致激素过剩。

研究表明，长期口服避孕药会增加患乳腺癌的风险，高脂肪、高蛋白的食物摄入会导致肥胖、雌激素水平上升，进而增加患乳腺癌的概率。另外，多次人工流产也会增加患癌风险。

第三维度：中医学范畴对乳腺癌的认知

中医学将乳腺癌称为"乳岩"，认为乳头分布于足厥阴肝经，乳房属足阳明胃经，乳外侧属足少阳胆经。乳腺癌的形成多为七情所伤、血气枯槁、忧郁伤肝、思郁伤脾、经络枯涩、痰气郁结、阴极阳衰所致。

第四维度：情志对于身体的影响

研究表明，焦虑、抑郁等负面情绪是乳腺癌常见的发病因素，有超过 40% 的乳腺癌病人显现出抑郁症的症状和体征。中医学认为，七情致病以感受外邪为诱因，其过激则损伤脏腑，进而产生气滞、血瘀、痰凝、郁毒等病理产物互结于乳络，日久结成乳腺癌。七情内伤伴随的情绪刺激是导致乳腺癌发生、发展的重要原因。

乳腺癌调理思路

核心：疏肝固肾培土健脾胃，提升正面情绪

在"人体新气机升降"理论中，大脑统领身体脏器，为各个脏器赋能。研究表明，杏仁核和下丘脑室旁核两个关键的大脑区域，包含连接到脾神经的神经元。这些区域是应对恐惧或威胁等压力的主要中枢，它们在调节神经内分泌激素的分泌方面起着重要作用，例如通过一种叫作"下丘脑—脑垂体—肾上腺轴对称"的途径来进行调节。中医学里有思伤脾的说法，大脑过度思虑会累及脾，进而影响淋巴系统，上

述医案中 R 女士由于经历了家庭变故，长期过度思虑，先患淋巴恶性肿瘤，后转移到了乳腺形成乳腺癌。

但仅疏肝还不够，肝与乳腺和子宫密切相关，肝气上行至乳腺，下行至女子胞（子宫及附件等）。因为五行中木克土，一旦肝气郁结，脾胃就会受损，造成胃气不降，大便不畅或无力，临床中出现便秘。R 女士的案例中很明显有便秘表现，她曾十几天不排便。因此，笔者在调理时，重点在疏肝，培土健脾胃。

临床上乳腺癌患者便秘很常见，尤其在术后或放化疗后，大肠菌群易受到破坏，造成肠道紊乱。为了让气机升降更好地循环起来，在上升气机中还需要加强肾的力量，同时注意打开下降的通道开关——大肠。大便排出，肠道清了，体内垃圾、毒素才能排出去。

另外，还必须重视气机上升中的一个要素——脊柱，它作为能量传导的重要通道，参与到整个气机升降之中。因此打通督脉和膀胱经也是调理乳腺癌的重要一环。此外，须关注并引导患者建立正向思维，情绪稳定，唯有如此，自身的免疫系统才能更好地运转，让调理发挥更好的效果。

乳腺癌的调理方法

1. 疏肝：重灸肝俞、三阴交和肝区（右侧肋间）。

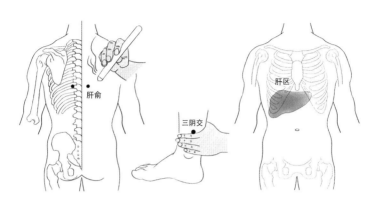

图 14-4　疏肝手法

2. 全息固肾。伸出左手，手心朝下，用右手的食指、中指分别按住左手手背第三掌骨中部的两侧，从下向上反复轻轻推按。

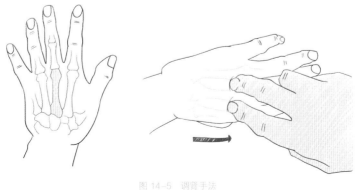

图 14-5　调肾手法

3.使用悬灸重灸乳腺癌病灶处。

4.重灸膻中、乳根，胸椎第 4、5 节位置，此处是乳腺神经集结的地方。

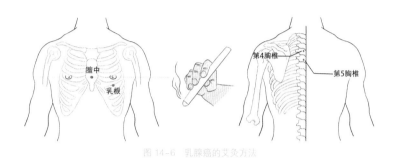

图 14-6　乳腺癌的艾灸方法

5.用食指近侧指间关节沿着肋间贴骨按揉，找到痛点，逐一按揉，患者会有酸痛感、刺痛感。逐步慢慢推开（胸部所有的肋间都需按揉）。

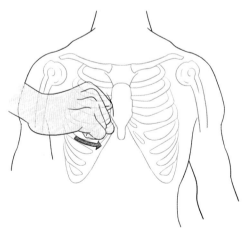

图 14-7　调理乳腺癌的手法

6. 调大肠，重灸神阙、关元。

~~~ 小贴士 ~~~

1. 乳腺癌早期症状自查

①乳房肿块，或乳房形状的任何变化；②乳房肿块变大并且/或变硬；③腋下淋巴结肿大；④其他有可能和肿块同时（或单独）出现的乳房问题：a. 湿疹；b. 乳头回缩；c. 皮肤凹陷；d. 溃疡；e. 乳头分泌物（特别是血性分泌物）。

如果发现以上这些持续和无法解释的症状，请前往医疗机构进行临床检查。

2. 降低患乳腺癌风险

①不吸烟；②母乳喂养；③控制体重；④锻炼身体；⑤减少饮酒或不喝酒；⑥避免接触辐射。

3. 乳腺问题术后康复

①保持心情愉悦，避免情绪过于激动或抑郁；②不负重、不高温热敷、不静脉输液、避免按摩（专业康复除外）等，防止上肢淋巴水肿；③积极配合医生进行适量运动和康复锻炼；④恢复期节欲。

第十五章

关于胃癌的思考

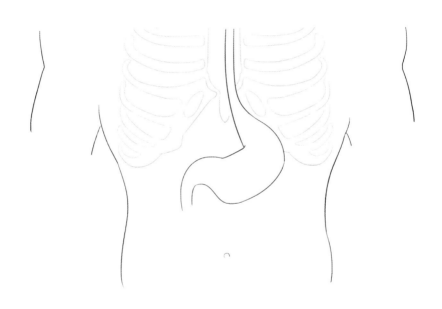

胃癌是常见的恶性肿瘤之一。根据世界卫生组织国际癌症研究机构（IARC）发布的《2020 年全球最新癌症负担数据》显示，中国年癌症新发病例已达 457 万，其中胃癌新发病例约为 48 万（占 10.5%），位列前三，全球占比 43.9%。

案例：定期高端医疗体检，为何还让癌症钻了空子？

几年前，笔者调理过一个胃癌患者。他是一个香港商人，掌管某跨国金融大财团，工作时间以"秒"计算，白天看香港数据，晚上看欧美数据，整天几乎泡在各种金融数据、分析和资讯中。他任何一个决定都关乎着上亿的资金，经常处在高度紧张状态，每天忙到几乎没有时间睡觉，真想睡觉时反而睡不着。长期的高压力、高强度工作严重影响着他的身体健康。

这样的精英，财团自然会给他投保巨额生命财产险。承保的保险公司非常重视这位 VIP 客户的健康情况，每三个月为其安排一次新加坡高端医院体检服务，每年为其安排一次美国尖端医疗机构的全身性体检。

有一年在新加坡例行体检时，工作人员发现他胃部长了一个黄豆大的息肉，医生建议尽快切除。于是他谨遵医嘱做了手术，可三个月后再次体检，发现（息肉）切除部又长出了个瘤子，而且变成鸡蛋般大小。这次就没有上次那么幸运了，他被确诊为胃腺癌。这下保险公司紧张了，联系了美国最好的抗肿瘤机构为其治疗，美方机构为他注射了据说可以让肿瘤缩小，至少可以确保肿瘤停止生长的价格不菲的针剂。他相信最贵的一定是最好的，可是三个月后再次复检，病情依然发展。胃部肿瘤长至拳头般大小，并且伴随骨转移。患者辗转找到笔者调理。

患者坐下不到 10 分钟就接了三个电话，打电话频率之高让人咋舌。"手机不关，心神不宁，无法静心，调理何用？"笔者很直接地告诉他。

他犹豫再三，还是关了手机，让人欣慰的是之后他很配合。经过连续两个疗程的精心调理，他的病情有了明显好转。这里还有一段小插曲：他去美国机场过安检时，身上的药膏被误认为不明危险物品，安检人员误判为人体炸弹，折腾了近两个小时才予以放行。

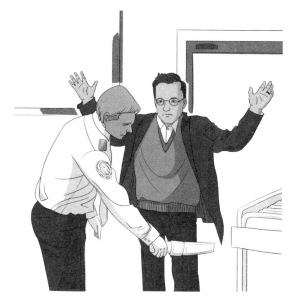

图 15-1　为肯定自己身体的高科技安检人员摆出投降姿态

患者自述

我是做金融的，一直信奉时间就是金钱，仔细回忆一下，似乎这么多年来从未按时休息过，甚至很多时候，吃饭时都在看各种报表、接各种电话。人在商海身不由己，动辄上亿的资金容不得一点儿疏忽。我的整个工作状态已经不单纯是为了钱，更多是一种责任，让几万名员工有更好生活的责任。

人活着，健康是最重要的。这个道理我懂，为此我买了最昂贵的保险，接受了最高端的体检。可这些又能怎么样呢？

我的健康一样堪忧，身体每况愈下，三高、痛风我都有，这些对我来说再正常不过了——太多人都有类似疾病，而这些病又不致死，退休后慢慢调理就是。然而在三个月一次的新加坡例行体检时，查出胃里长了个黄豆大的息肉，不就是个息肉嘛，切了就可以了，我压根儿没把它当回事。哪承想切完三个月后再次体检，居然确诊为胃癌。不是都已经切除了吗？不是说手术很成功吗？不是说可以确保瘤体不会长大吗？

绝望中我辗转找到了蒋老师，一看他如此年轻，我的心当时就凉了半截：这么年轻，经验能丰富吗？刚坐下没几分钟，我的手机就响个不停，全是些重要业务。蒋老师几次提醒我关掉手机，我一直犹豫，怕耽误事。直到看他最后有点儿急了，一脸严肃的表情，我只好关掉手机接受调理。是啊，命都快没了，还谈什么事业，还谈什么责任？

关掉手机，我第一次感受到了内心的宁静。当天调理结束回到家里，之前挥之不去的劳累感和腹部隐隐作痛的不适感少了很多。第二天调理，我主动关了手机。就这样大概半个多月，我天天来接受调理，每次到蒋老师这儿，他都会和我进行深入的沟通，让我身心安宁。渐渐地，在他的帮助下我的病情有了好转，生活也逐渐回归到正常轨道：工作时好好工作，吃饭时好好吃饭，休息时惬意休息。最后一次调理结束，我去美国再次接受体检，美国的主治医师看到检查结果，都发出惊叹的呼声。感恩在生命的特殊时期与蒋老师相遇，让我能够安住当下，静观内心，给自己找回生命的希望。

不同维度对胃癌的认知

第一维度：西医学范畴对胃癌的认知。

胃癌是起源于胃的黏膜上皮细胞恶性肿瘤。胃癌可发生于胃的任何部位，其中半数以上发生于胃窦部，胃大弯、胃小弯及前后壁均可受累。胃癌的预后与胃癌的病理分期、部位、组织类型、生物学行为以及治疗措施有关。胃癌患者去医院必须做胃镜检查，通过胃镜检查能够直观地观察到胃里面的肿块。除了胃镜检查以外，还需要配合血常规、肿瘤标志物、大便常规、CT 等，结合患者的综合情况才能做出判断。

胃癌早期症状常不明显，如轻度的上腹部不适、隐痛、嗳气、泛酸、食欲减退、轻度贫血等症状。部分患者服用止痛药、抗溃疡药，或饮食调节后疼痛减轻或缓解，往往容易忽视病情。随着病情的进展，胃部症状将逐渐明显，出现上腹部疼痛、食欲不振、体重减轻和贫血等。后期常有癌肿转移，出现腹部肿块、左锁骨上淋巴结肿大、黑便、腹水及严重营养不良等。因此，胃部问题一定不要轻视，做到早发现、早治疗，才能避免病情的恶化。

第二维度：外在因素对于身体的影响。

1. 饮食不规律

饮食不规律是胃癌的一大诱因，另外喜欢吃腌制、熏制、烧烤、高盐等食品，喝高浓度白酒，可能会增加胃癌的发病率。长期不注意饮食卫生也很容易受到细菌感染，尤其是幽门螺杆菌。目前幽门螺旋杆菌感染被认定为Ⅰ类致癌原。

2. 熬夜

熬夜直接导致昼夜生物节律紊乱，容易引发胃动力、自主神经、内分泌等紊乱，其危害不容小觑。

美国国家卫生研究院（NIH）一项关于睡眠与胃癌的研究证实，相较于不熬夜的年轻男性，熬夜者的患癌风险高出3.97倍；大量流行病学研究表明，昼夜生物节律紊乱会导致基础胃酸分泌失调，由此引发胃食管反流病、反流性食管炎、慢性萎缩性胃炎、胃食管癌等胃肠疾病。深入探究其发病机制，胃肠道的基础胃酸分泌、黏膜上皮细胞增殖、胃排空和胃动力蠕动、食欲调节，都是由所谓生物钟基因所驱动，一旦生物钟基因控制下的生理稳态失衡，正常生物节律被改变，胃肠道的内分泌系统、动力系统和电生理系统就会受到明显影响，甚至引起癌变。

3. 寒凉

寒冷刺激人体的交感神经系统，可能会刺激胃黏膜缺氧、缺血，但胃部消化液还正常分泌，会出现胃酸过多。当胃酸浓度过高时，便会伤害胃黏膜、溃疡表面，诱发溃疡复发。寒冷会使胃的活动减缓或出现胃痉挛，胃部长期寒凉，炎症加重就容易导致胃癌。

第三维度：中医学范畴对胃癌的认知。

中医学认为癌症的发生，主要是机体正气不足，邪气偏盛，导致气阴两虚，血瘀痰凝，瘀阻日久，积聚成块。所以气虚、肝郁、阴虚、瘀血、痰湿体质之人，为肿瘤易感及复发人群。

中医典籍中并无胃癌之病名，按临床表现分析，胃癌属于中医学"噎膈""反胃""胃反""翻胃""胃脘痛""积聚"等病证范畴。讨论胃的问题就一定会联系到脾，脾和胃虽然是两个独立的器官，但它们的关系极为密切，脾胃是整体概念。打个比方来说，胃像是一个粮仓，脾是运输公司。人们吃下去的食物先由胃初步研磨、消化，再由脾进行二次运化，取精华、去糟粕，把食物中的营养物质转运至全身。

第四维度：情志对于胃癌的影响。

很多人都有过这样的经历：一紧张焦虑就胃痛或腹泻后胃痛；悲伤忧虑的时候消化不良，而处在放松的环境和愉快的情绪中则会胃口大开。为何会这样呢？这是因为我们的胃肠是有"感情"的。情绪平静、放松，胃就会舒适健康；压抑、忧愁、思念、孤独、抑郁、憎恨、厌恶、自卑、自责、罪恶感、人际关系紧张、精神崩溃等则会伤害胃，使患胃癌风险明显升高。

还有一种情况是"气大伤胃"，可能有些读者说不是"气大伤肝"吗？没错，确实气大伤肝，但肝气横逆就会"犯胃""犯脾"，常称"肝气犯胃"。正常情况下，肝的疏泄功能可以促进脾胃的运化，脾胃的运化功能又有助于肝的疏泄，两者相互依赖，相互协调。病理情况下，两者亦相互影响，如抑郁伤肝，肝失疏泄，横逆犯胃，胃失和降，就会引起肝气犯胃证；若胃气先虚，肝气相对偏盛，乘之于脾胃，也可引起肝气犯胃证。前者为木旺乘土，后者为土虚木乘。因此，长期爱生气的人要小心了，这是造成胃癌的重要原因之一。

胃癌调理思路

核心：调理气机升降和改变负面情绪

1. 调理气机升降

"调理气机"使机体重归"阴平阳秘"的状态，可以看作中医治病最常应用的不二法门。因此，对于恶性肿瘤状态的调理，在癌毒、痰湿、瘀血等众说纷纭、莫衷一是的情况下，谨守"调理气机，使升降出入复归平衡"这一宗旨，应该是似拙实巧、取本舍末的基本方法。

结合笔者"人体新气机升降"理论，调理思路是健脾胃，同时疏肝调肾，平衡肠道功能，再由脊柱入手扶阳气，祛寒邪，系统调理气机升降，让人体恢复新陈代谢和免疫力。

2. 改变负面情绪

研究发现，胃病患者中约 70% 跟情绪有关。情绪和肝气相关，不良情绪会让肝气郁结，胃气不下，胆汁逆行，进入胃和食管，灼烧胃壁和食管，长此以往会加重胃的病变。只有改善情绪，疏畅肝气，脾胃才能健康。

胃癌的调理方法

1. 健脾胃

方法 1：重灸命门、中脘、关元和神阙。

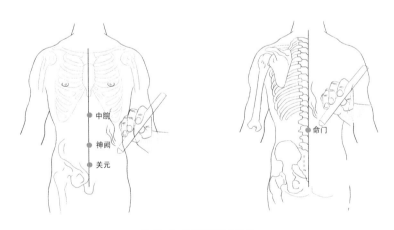

图 15-2 健脾胃的艾灸方法

方法 2：针灸合谷、内关、上脘、下脘、气海、关元、足三里、三阴交。

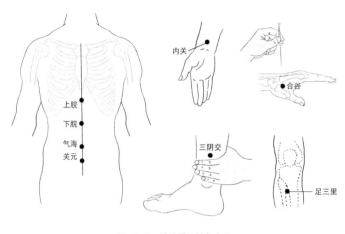

图 15-3　健脾胃的针灸方法

2. 疏肝

养肝需要有一个好的睡眠，建议每天晚上 11 点前上床睡觉，即使没有立即睡着，也可让肝脏得到休息和养护。同时，躺在床上还可以配合一些手法——用一只手的食指近侧指间关节找另一只手前臂尺侧（外侧）的痛点，由下至上逐一按揉（另一侧同理）。

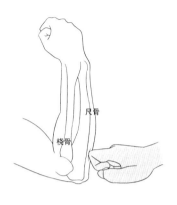

图 15-4　整脊手法

3. 调肾

　　除了前文第四章中调肾的运动和生活习惯，还可以配合一些灸法和手法，具体如下：艾灸或按揉两个固肾大穴——命门和三阴交。

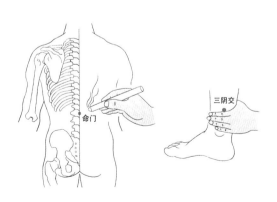

图 15-5　调肾的艾灸方法

1. 全息调肠道

十指交叉相扣，右手拇指弯曲按压左手，沿着肠道的全息反射区画圈，从无名指指根沿着降结肠、小肠、升结肠、横结肠的顺序在中指指根结束，如此循环。每次顺时针轻揉108圈。

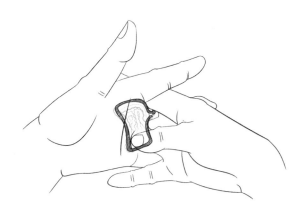

图 15-6　调肠道手法

5. 调脊柱

方法 1：重灸背部整个脊柱，重点灸胸 8~12 椎体，腰椎、骶椎和尾椎。

方法 2：坚持每天站桩 30~45 分钟。

方法 3：坚持每天蹲墙功 108 组。

胃癌是长期不良习惯和不良情绪的体现，是人体五脏六腑气机长期失调所产生的症结。通过上文介绍的方法，随着脾胃、肝肾、脊柱、大肠等功能的恢复，情绪及饮食作息习惯的调整，是有机会得到改善甚至逆转的。

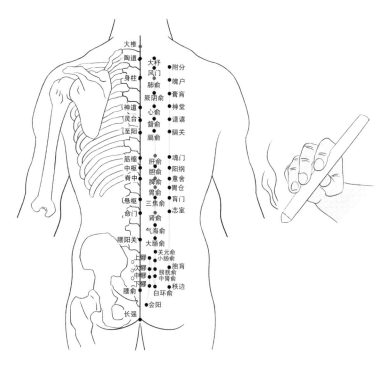

图 15-7　温脊柱的艾灸方法

看清癌症的本质，让肿瘤自己"走"

癌症，可以说是当今社会对人类生命威胁最大的疾病。来自世卫组织的数据显示，2020 年全球确诊的癌症患者数量达到 1,930 万，而死于癌症的人数增加到 1,000 万。中国癌症发病人数为 456.9 万，约占全球癌症发病率的 23.68%。中国癌症发病人数全球第一，相当于每分钟有 8.7 人确诊。

1. 我们认识癌症吗？

面对癌症，大家都很恐慌。我们真的认识癌症吗？西医学通常从以下几点来分辨它：第一，临床细胞学检查，即有实体的瘤体出现，经过仪器切片、检验，来确诊它是否为恶性占位。第二，针对早期预判，肿瘤五项检查是重要的标准。它包括癌胚抗原、甲胎蛋白，还包括 CA199、CA125、CA153 这五项检查。如果这五项指标高出正常范围，则提示体内可能存在肿瘤。

其实人体每天都会产生癌细胞，但癌细胞不等于癌症。是否罹患癌症和人体自身的免疫系统有关，而免疫系统很大程度由个体的生活方式、情志以及遗传（或先天）基因所决定。在这三者中，除了遗传基因外，生活方式和情志都可以通过后天自我调整来改变。人体内的癌细胞和正常细胞一直在进行博弈。当人体免疫力增强时，免疫细胞可及时识别变异细胞，将其排出体外，避免继续发展对人体造成不良影响。反之，一旦人体免疫力持续下降，癌细胞就会伺机而动对身体发起进攻。当免疫细胞处于下风时，癌细胞会大量繁殖，吞噬正常细胞的营养，让正常细胞越来越少，当癌细胞数量达到一个临界值时，癌症就会发生。

2. 应对癌症的底层逻辑

癌症一旦形成，我们该如何应对呢？癌症其实是身体以一种极端的方式来提醒你，改变不健康的生活方式和情志。比如说日常作息规律、饮食习惯和运动习惯等，再比如负面信念、极端情绪和过大压力。这些不健康的因素犹如"人体房间"里的火苗，而肿瘤就好比"人体房间"的烟感报警器。现在人们把注意力放在如何摘除、关掉警报器上，比如手术切除、放化疗等，其实无法解决根本问题。如果不从根本上改变，火还会继续烧，还会触发第二个、第三个、第四个警报器……笔者并不反对摘警报器、针对病症进行的调理，但必须重视起火的内在原因（即为肿瘤发生的真正原因——生活习惯、饮食习惯、运动习惯，情绪、压力乃至高维影响），只有从以上原因上入手，才能真正解决肿瘤的问题。

要强调的是，我们必须认识到，癌症的治疗是阶段性的，不可能彻底让体内的癌细胞消失。即便我们通过综合手段让癌症的指标都恢复到正常区间内，依然不能说是根治了癌症，这些正常区间都是阶段性的、渐进的。从笔者多年接触癌症患者的总结中发现，心理干预是癌症患者实现自我改变的重要手段。因此，笔者强烈建议，在癌症患者治疗时配合心理干预。

3. 理性看待癌症，让肿瘤自己"走"

要想避免人体癌细胞突破临界值成为癌症，必须从个人生活方式和情志方面着手改变，遵循疾病认知的五维模型理论，养成良好的日常作息规律、饮食习惯和运动习惯；树立积极向上的信念，提升强大的抗压能力，避免极端情绪侵扰。在生活中持之以恒实践，实现"人体新气机升降"理论中的气机通畅循环，这才是真正的"灭火"，才可以掐断癌症发生（或复发）的源头。

癌症的治疗不是切某脏器的一部分、摘除某脏器这么简单，癌症的发展不是物理性的蔓延。从肿瘤标志物检查便可窥见端倪，它是跟随血液、体液而走的，而所谓精准的放化疗很难解决血液、体液的问题。那如何来解决这些问题呢？从一维、三维（西医中医）出发，依循二维和四维进行自我改变，从源头下手彻底切断癌症生长的本源。即便瘤体处在占位状态，如若没有影响脏器既有功能的运转，遵循以上方法，亦可实现人与肿瘤共存。

正确看待癌症，才可以积极预防、远离癌症。即使得了癌症，也切莫乱了阵脚。只要客观看待医学治疗方法，坚定健康观念，养成良好的日常作息规律、饮食习惯和运动习惯，同时管理好情绪，提升抗压能力，避免极端情绪侵扰，那么，依然可以从容应对癌症的威胁，让肿瘤自己"走"，赢得健康的机会。

后 记

透视疾病的本质，为人类健康造福

中医药既是中华文明的重要载体，又在人民健康事业中发挥独特作用。要将中医药事业融入国家经济社会发展大局中，融入实现中华民族伟大复兴中国梦的新征程中。

作为中医药行业的一员，我深刻认识到传承和创新发展中医药，已经被时代摆到更加重要的位置。中医、西医是中西文化大背景下的两种医学体系，相互碰撞、交融是历史的必然趋势，但如何逐渐交融，确实存在一个方法、道路问题。

多年来我调理过很多患者，其中不乏海外人士。在他们身上所发生的奇迹，让中医以最快捷、最直接的方式被海外认知并推崇。可以说每次为外籍友人调理的过程都是一次文化的交流，让世界更加深刻地理解中医内涵，尤其是理解中医所承载的中华传统文化。

传道、授业、解惑

我认为中医传承在专业方面有三个层次：一是传承思辨体

系；二是传承学术思想；三是传承临床经验。三者皆很重要，上者，乃思辨体系，是道的层面，即授人以渔。

恩格斯在《自然辩证法》中指出："不管自然科学家采取什么样的态度，他们总还是在哲学的支配之下。"中医学含有丰富的哲学内涵，它强调天人合一的整体观，辨证施治是东方智慧的精髓所在。健康不应被割裂来看。

但有时医生对于病症的治疗，难免出现头痛治头、脚痛治脚，只在症状上下功夫的现象。比如，长了结节、肿块就用消炎药消炎；血糖高就打胰岛素降糖；血压高就吃扩张血管的药……于是大家不难看到，高血压、糖尿病会存在终身服药的情况，还有一些疼痛反复发作，难以被彻底治愈。

我还是主张，将精神和物质、思维和存在融会贯通，应用于救死扶伤中。西医也正在做这样的跨界尝试，诸如营养、运动、心理辅助治疗，但是它的发展是碎片化的，在西医学中也只是刚刚起步，而中医在这方面始终是具有前瞻性和系统性的。

抛开中医、西医对立思维，找到疾病背后的原因

生命是一种相对稳定的状态，这种稳定取决于内外阴阳平衡。一旦平衡被打破，人体健康就会出现问题。生命健康不能简单地切割来看，比如中医、西医、藏医、蒙医、苗医等，都有自己的理论体系，过分地强调自身优势而排斥其他学说其实是不妥当的。要找到发病的真正原因，对症下药，否则持一己之见、教

条主义，不实事求是，不仅不能改善疾病，还会造成许多问题。

　　抛开中医、西医对立思维，回到病症本身，找到疾病背后真正的原因是关键。我想要做的，正是运用融合思维，传承并创新中医，倡导融合医学，突破大众对生命认知的局限，让人们少生病、不生病，生病了也不再恐慌，打破认知壁垒，建立正确的健康思维和生命观。

蒋佩华

2022 年 8 月

作者简介

蒋佩华，江苏常州人。自幼传承古法中医外治技法，师承著名手诊专家季秦安先生，长期从事对自然哲学、传统医学、全息医学、古法中医外治技法等研究、实践、融合及创新工作。

所获荣誉

2019年5月15日，亚洲文明对话大会上，唯一一部以中医为题材，以"蒋佩华中医传承创新"为选题的中外合作优秀纪录片《从常州到加州》，入选"亚洲文明全球影响力"论坛。

2019年5月11日—13日，第十三届中华健康管理论坛上，蒋佩华荣获"2019健康管理行业领军人物"奖项。

2019年9月9日，蒋佩华荣获"新时代中国品牌创新人物"大奖。

2020年6月16日，蒋佩华荣获"全国学雷锋先进个人"荣誉称号。

2021年2月3日，蒋佩华被中国医药教育协会医药产业创新发展促进工作委员会聘为专家委员。

个人学术作品

《中医科学》杂志2019年第5期发表论文《全息理论与气机升降——蒋佩华中医思想解析》。

《中国结合医学杂志》2019年第6期发表论文《中医外治全息理论与经络系统"耗散结构"研究》。

《系统医学》杂志2019年第6期发表论文《中药植物多肽的现状与谷胱甘肽制备研究》。

《系统医学》杂志2021年第2期中发表论文《"人体新气机升降"及应用于胆囊问题的研究》。

《系统医学》杂志2021年第7期中发表论文《疾病认知的五维模型》。